运动戒毒实务

张秀丽　主编

北京体育大学出版社

策划编辑：王英峰
责任编辑：王英峰　单　颖
责任校对：潘海英
版面设计：联众恒创

图书在版编目（CIP）数据

运动戒毒实务 / 张秀丽主编. –– 北京：北京体育
大学出版社, 2019.12
　　ISBN 978-7-5644-3271-3

　　Ⅰ. ①运… Ⅱ. ①张… Ⅲ. ①运动疗法–应用–戒毒
–研究 Ⅳ. ①R163.4

　　中国版本图书馆CIP数据核字（2019）第294392号

运动戒毒实务

张秀丽　主编

出版发行：北京体育大学出版社
地　　址：北京市海淀区农大南路 1 号院 2 号楼 4 层办公 B-421
邮　　编：100084
网　　址：http://cbs.bsu.edu.cn
发 行 部：010-62989320
邮 购 部：北京体育大学出版社读者服务部 010-62989432
印　　刷：北京玺城印务有限公司
开　　本：710mm×1000mm　　　1/16
成品尺寸：170mm×240mm
印　　张：13.5
字　　数：214 千字
版　　次：2020 年 1 月第 1 版
印　　次：2020 年 1 月第 1 次印刷
定　　价：50.00 元

前　言

"毒品问题是一个全球性的问题，没有一个国家可以幸免。"第72届联合国大会主席米罗斯拉夫·莱恰克在2018年《世界毒品问题报告》发布仪式上如是说。戒毒是世界难题，几百年来世界各个国家和地区对禁毒、戒毒措施和方法的探索从未间断。

随着"运动是良医""运动改变大脑"的观念逐渐深入人心，司法部部长傅政华开创性地提出在司法行政戒毒系统内开展运动戒毒试点工作，树立科学戒毒的理念，提高教育戒治科学化、专业化水平。2018年7—12月，全国各省市积极筹备，2019年1月运动戒毒试点工作在全国正式启动，中国戒毒再次翻开历史新篇章。

作为全国运动戒毒试点之一，广东省司法行政戒毒系统群策群力，先行先试，探索形成了以"一体两翼"为主要内容的"慧动"运动戒毒工作方案，努力为中国戒毒走向世界贡献广东智慧。本书基于广东省运动戒毒实践及阶段性成果，对运动戒毒、"慧动"运动戒毒理论体系、核心理念、"一体两翼"训练方案模型及评价指标体系等进行了系统阐述，同时以便捷、直观的手机扫码看视频的方式介绍了百余种适合戒毒人员年龄、身体、心理特点的运动手段，可为强制隔离戒毒所、自愿戒毒、社区戒毒和社区康复场所的民警、戒毒工作者提供运动戒毒理论及实操指导，也可为戒毒人员坚持自主运动戒毒康复提供指导，具有较强的可操作性。

本书的编写按主题分工，广州医科大学刘改成博士负责素质拓展主题，广东省晴朗天心理职业培训学校袁荣亲校长负责心理团辅主题，赵海军副教授负责岭南特色运动项目主题，华南师范大学体育科学学院张秀丽博士负责身体运动功能训练主题及其他剩余章节的编写和全文审校。另外，戒毒人员的身体运动功能训练及书中动作实操图片、视频拍摄等工作由华南师范大学体育科学学院研究生郭提提、李惠彬、卓华瑜、宋亚萍、张磊、余珊珊、古洪吉、李东诚及广州中医药大学林润发等同学协助完成。"慧动"运动戒毒标志的设计、鬼步舞的编排由中南财经政法大学胡心兰同学及北京师范大学珠海分校胡心芷同学共同完成。

本书的编撰得到了广东省戒毒管理局的高度重视和大力支持，得到了广东省第二强制隔离戒毒所的鼎力协助，也非常荣幸地得到了国家体育总局竞体司训练处处长、中国体育科学学会体能分会副主任委员袁守龙博士及中国体育科学学会体能分会常委、首都体育学院体育教育训练学院院长尹军教授的大力支持。本书的出版是广东省戒毒管理局领导同志、广东省第二强制隔离戒毒所民警、华南师范大学体育科学学院师生、晴朗天心理职业培训学校相关工作人员共同努力的结晶。本书可以为全国各省市司法行政戒毒场所的运动戒毒工作提供参考，促进运动戒毒工作的规范化、标准化。

司法部推行的运动戒毒工作是开创性的，"慧动"运动戒毒开展的时间仅一年，参加项目的戒毒学员数量、年龄、性别均有局限性，因此本书部分内容难免有不尽人意之处，恳请各界专家批评指正！

编　者

2019 年 11 月

目　录

第一章　国际戒毒发展历程及趋势

第一节　毒品的演变

一、毒品的界定

国际上,毒品和药品统称为"drug",有的会加上修饰语"illegal"或"illicit",以明确毒品非法使用的药品特性,真正有剧毒的毒药则用"poision"或"toxicant"表示。在我国,毒品不是指氰化物、砒霜、敌敌畏等能在短时间内直接致人死亡的剧毒品,更不是指临床上使用的全身或局部麻醉药。根据《国际禁毒公约》中"毒品是受管制的麻醉药品和精神药品"的规定,结合我国实际情况,我国对毒品的范围及特性进行了特定的描述。1997年修订的《中华人民共和国刑法》第357条及2007年12月颁布的《中华人民共和国禁毒法》第2条规定:"毒品是指鸦片、海洛因、甲基苯丙胺(冰毒)、吗啡、大麻、可卡因以及国家规定管制的其他能够使人形成瘾癖的麻醉药品和精神药品。"

二、毒品类型及特点

毒品的涉及领域广,不同领域分类有所区别,目前毒品分类主要有以下几种。

世界卫生组织(WHO)把毒品分成八大类,即阿片类、可卡因类、大麻类、中枢神经兴奋类、酒及镇静催眠药、致幻剂、挥发性有机溶剂和烟草。

我国根据国家食品药品监督管理局公布的《麻醉药品品种目录》和《精神药品品种目录》,把毒品分为麻醉药品和精神药品,其中麻醉药品又细分为鸦片类、可卡因类和大麻类三种,精神药品又细分为中枢神经兴奋药、中枢神经抑制药和致幻剂。

根据毒品的不同来源可分为天然毒品、半合成毒品、合成毒品。根据毒品对中枢神经系统的作用可将其分为麻醉剂（海洛因、吗啡等）、兴奋剂（可卡因、甲基苯丙胺等）、镇静剂（地西泮、利眠宁等）和致幻剂（麦角酸二乙基酰胺等）四类。目前中国戒毒领域普遍认可的是结合毒品出现时间早晚及制作方式进行的分类，即传统毒品、新型毒品、新精神活性物质。

（一）传统毒品的界定及特点

传统毒品是指鸦片、大麻、海洛因等流行较早的阿片类毒品，一般从罂粟、古柯等草本植物中提炼。

1. 鸦片（大烟、烟土）

医学上称"阿片"，俗称大烟、烟土等，是从罂粟植物中提取的麻醉药品。鸦片分生鸦片和熟鸦片两种：生鸦片是割开罂粟未成熟的蒴果后流出的白色浆汁凝结成的深褐色膏状物，膏中含有40多种生物碱，主要是吗啡；熟鸦片是生鸦片用水浸泡、加热、过滤去杂质后凝结成的深褐色块状物，吸食时有强烈的香甜气味。

成瘾及滥用症状：鸦片吸食成瘾者面无血色，肌体消瘦，目光无神，瞳孔缩小，失眠，先天免疫功能逐渐丧失，易并发多种疾病。

2016—2017年，全球鸦片产量激增65%，达到10500吨，是毒品和犯罪问题办公室自21世纪初开始监测全球鸦片产量以来记录的最高估计数。

2. 海洛因（白粉）

因纯品为白色柱状结晶或结晶性粉末，故俗称"白粉"，毒性很强，吸食一两次即可成瘾，曾被称为毒品之王。

成瘾及滥用症状：使用后有短暂的欣快感，疼痛消失，迅速出现头昏、眼花、心慌、乏力、呼吸困难、肢体湿冷等症状；长期滥用会使免疫功能降低，出现肌体消瘦、皮肤发痒、畏光等症状，易引发艾滋病、肝炎、梅毒、肺炎等多种并发疾病。戒断初时流涎、流涕、流泪、焦虑、失眠等，继而出现瞳孔扩大、厌食、恶心、呕吐、腹绞痛等症状。

3. 吗啡

纯品吗啡是鸦片中最主要的生物碱。毒性主要表现为对中枢神经系统的抑制及对呼吸中枢的麻痹作用。

成瘾及滥用症状：与鸦片相似，长期滥用吗啡可导致精神不振、意志消沉、思维能力下降和记忆力衰退，严重时会导致呼吸衰竭而死亡。

4. 大麻

大麻通常指可吸食的"印度大麻"，包括大麻植物的叶和花。

成瘾及滥用症状：长期大量使用会严重影响身体健康，引发呼吸系统、免疫系统及神经系统疾病，如支气管炎、肺炎及出现幻觉、妄想、精神失常等；戒断时伴有头痛、颤抖、出汗、胃痛及恶心等生理现象，还会出现坐立不安、易怒、睡眠障碍、食欲下降等症状。大麻的心理依赖较生理依赖程度高。

大麻是《联合国禁毒公约》中的严格管制品，大部分国家和地区规定吸食大麻是违法的，但也有部分国家和地区规定种植和吸食大麻合法，如美国、乌拉圭、加拿大、印度、巴基斯坦等。乌拉圭2013年底通过决议，只要年满18岁且事先提出申请，就可以种植大麻。乌拉圭因此成为全世界第一个大麻种植及交易全面合法化的国家。美国有23个州和哥伦比亚特区允许出售医用大麻，其中科罗拉多和华盛顿两个州允许合法出售消遣用大麻。2018年10月，加拿大实行大麻合法化。2018年、2019年《世界毒品报告》显示：大麻是2016年、2017年使用最广泛的毒品，这与一些国家和地区大麻合法化有关。

5. 可卡因

可卡因又名古柯碱，是从古柯树叶中提取的麻药，为无色或白色薄片晶体或粉末，味苦且麻，有辣痛和麻痹感。

成瘾及滥用症状：可卡因是一种强效中枢神经兴奋剂，长期滥用，吸食者会出现大脑额叶特别是双侧扣带前回、右半球扣带回中、背侧灰质密度降低，会引起紧张兴奋、极度不安、敏感度加强、情绪波动大、睡眠障碍及视听触等幻觉，生理反应为四肢震颤、视物不清，严重者会诱发心律失常，导致呼吸衰竭而死亡。

2018年《世界毒品报告》显示，2016年全球可卡因产量达有史以来最高水平，估计为1410吨，其中大部分来自哥伦比亚，而非洲和亚洲正在成为可卡因的贩运和消费中心。

（二）新型毒品的界定及特点

新型毒品是相对于鸦片、海洛因等传统毒品而言的，主要指冰毒、摇头丸、麻古等人工化学合成的致幻剂、兴奋剂类毒品。

1. 甲基苯丙胺（冰毒）

甲基苯丙胺最早于 1883 年由日本药理学家长井长义制得，纯品常温下为无色透明片状结晶，形似冰，所以又名"冰毒"。

成瘾及滥用症状：早期研究发现，单次低剂量注射冰毒后，受试者的警觉性增高、注意力增强、精力旺盛，甚至认知功能有所提高；但注射中度剂量的冰毒会给使用者带来欣快感，使其性活动增多、食欲下降、体重减轻、睡眠减少、自信心增强乃至接近轻躁狂状态；一次较大剂量的冰毒注射，可导致吸毒者全身骨骼肌痉挛、肌溶解，出现恶性高热或对肾功能造成严重损害，甚至死亡；长期滥用则会使大脑额叶中部灰质体积下降，导致广泛认知功能损害，包括情景记忆、执行功能、信息加工速度、运动技巧、语言功能的损害。滥用症状有睡眠混乱、情绪抑郁、焦虑、认知损伤，做生动而不愉快的梦，体能降低，快感缺失。相对来说，冰毒的身体依赖较轻，但极易产生精神依赖，曾一度被误认为非成瘾性药物。

2. 摇头丸

摇头丸一般指含有致幻型苯丙胺类兴奋剂成分的片剂和丸剂，以 MDMA（3，4- 亚甲基二氧甲基苯丙胺）、MDA（4，5- 亚甲基二氧基苯丙胺）、AM（苯丙胺）及 MAM（甲基苯丙胺）为主要有效成分。

成瘾及滥用症状：服用后会产生活动过度、摇头扭腰、嗜舞、妄想、羞耻感降低、性冲动、幻觉和暴力倾向，故俗称"摇头丸"。摇头丸既有兴奋作用，又有致幻作用。中等剂量摇头丸会导致体温严重升高、心血管功能障碍、黄疸及抽搐；大剂量服用常有听觉和视觉改变，表现为血压升高、心律及脉搏加快、肌肉紧张、手部颤抖、视物模糊等；长期滥用会导致心理障碍，如心理混乱、抑郁、失眠、焦虑、神经错乱、恐慌和妄想症，可能还会造成永久性的脑细胞损伤和非永久性肝细胞损伤。

3. 麻古

麻古即含甲基苯丙胺成分的片剂，又称麻谷、麻果。主要成分是甲基苯丙胺和咖啡因。

成瘾及滥用症状：因麻古的主要成分是甲基苯丙胺，所以其毒性、滥用症状、戒断反应与冰毒晶体相同。麻古直接作用于人的中枢神经系统，有迷幻作用；吸食后出现健谈、性欲亢进等生理上的反应，容易吐露隐私，故俗称"强奸药""唠嗑药""抢劫药"等，使用这类毒品往往需用特制的烟壶将其雾化以供吸食，俗称"溜果子"。

4."神仙水"

"神仙水"一般指 γ – 羟丁酸（GHB）、γ – 丁内酯（GHL），它们与摇头丸、氯胺酮并称为三大"迷奸药"，与此有关的性犯罪时有发生。GHB 对中枢神经系统有强烈的抑制作用，是我国规定管制的第一类精神药品，通常滥用的是其钠盐，为白色粉末。

成瘾及滥用症状：低剂量 GHB（0.5 ~ 1.5 克）进入人体会影响人脑部正常传导物质的运输，引起松弛、平静、性冲动、中等欣快感、情绪热烈，以及令人舒适的睡意；高剂量 GHB 可以引起松弛、欣快、混乱、嗜睡、恶心、外周视觉丧失、幻觉、短时健忘症；如果摄入过量，则会心搏徐缓，可能出现痉挛性肌肉收缩、神志不清、肝衰竭、呼吸抑制等症状。

新型毒品与传统毒品的区别：第一，来源不同，传统毒品多数是从植物中提炼，而新型毒品多数是人工合成。第二，对人体的危害不同，传统毒品以麻醉药品为主，主要是镇静、镇痛，而新型毒品同时具有兴奋、致幻、抑制多种作用。第三，吸食方式不同，传统毒品多以吸烟或注射方式为主，新型毒品一般采取口服、烫吸或鼻吸方式，具有较强的隐蔽性。第四，危害程度不同，传统毒品一般只对吸食者个人身体产生危害，导致身体孱弱、面黄肌瘦、精神萎靡不振；但新型毒品对中枢神经系统的损伤尤为严重，会使右脑额下灰质厚度降低，情绪调节成功率低，进而导致异常心理和负性情绪状态，如焦虑、抑郁、悲伤、易怒、绝望、无助感、无价值感等；吸食者会出现幻觉、极度兴奋、抑郁等精神病症，运动控制能力差，行为容易失控。

（三）新精神活性物质

新精神活性物质是继传统毒品（如鸦片、大麻和古柯及其衍生物）、新型合成毒品（如冰毒、摇头丸、麻古等）之后，21 世纪以来全球流行的"第三代毒品"。

新精神活性物质又称"策划药"或"实验室毒品"，是不法分子为逃避打击、追求暴利而对管制毒品进行化学结构修饰得到的毒品类似物，具有与管制毒品相似甚至更强的兴奋、致幻、麻醉等效果。截至 2017 年，全球共报告了 803 种新精神活性物质。2015 年 10 月 1 日，我国一次性列管 116 种新精神活性物质；2018 年 9 月 1 日起，又有 32 种新精神活性物质被列管。新精神活性物质已成为备受世界关注的第三代毒品。

1. 氯胺酮（K 粉）

氯胺酮全称为"2- 邻 - 氯苯基 -2- 甲氨基环己酮"，是苯环己哌啶（PCP）的衍生物，为分离性麻醉剂。日常所见的氯胺酮产品的主要成分是盐酸氯胺酮，白色结晶粉末状，中国香港地区称其为"K 仔""K 粉""克他命"等，中国内地娱乐场所常称其为"嗨药"。在中国台湾地区它经常被称为"裤子"。

成瘾及滥用症状：行为表现为兴奋、话多、自我评价过高等；理解判断力障碍导致冲动，如自残与伤害他人等行为。精神症状表现为焦虑、紧张、惊恐、烦躁不安、濒死感等；躯体症状有心悸、气急、大汗淋漓、血压增加等；中枢神经系统受损表现为眼球震颤、肌肉僵硬强直、对疼痛刺激反应降低等；意识障碍，表现为意识清晰度降低、定向障碍、行为紊乱，以及出现错觉、幻觉、妄想等以谵妄为主的症状，严重者可出现昏迷。

滥用 K 粉后性冲动较强烈，易引发不当性行为，增加性传播疾病的概率，尤其是主要吸食者是一些青少年亚文化群体，这不仅会严重损害青少年身心健康，更易导致暴力犯罪、聚众淫乱、艾滋病感染和传播等一系列问题。因此，自 1999 年经日本、泰国等国以及香港地区中转进入中国内地后，我国对氯胺酮的管制力度不断加大：2001 年 6 月，中国国家药品监督管理局将氯胺酮纳入国家第二类精神药品进行管理；2003 年，公安部将其列入毒品范畴；2004 年 8 月，氯胺酮（包括其可能存在的盐及其制剂）被定为第一类精神药品，只能由国家食品药品监管局指定的药品生产企业定点生产；从 2004 年 7 月起，氯胺酮制剂须按要求进行销售和购买。

2. 合成大麻素类

合成大麻是一系列具有大麻素作用的人工合成物质。人工合成大麻素能产生比天然大麻更强烈的快感，目前已成为新精神活性物质中涵盖物质种类最多、滥用最为严重的种类。

成瘾及滥用症状：成瘾及滥用症状类似天然大麻，长期吸食会导致心血管系统疾病以及精神错乱，同时也存在致癌风险。

3. 卡西酮类

卡西酮类物质已达上百种，常以"浴盐""植物肥料"等名称伪装出售，多是粉末和片剂。历史上，卡西酮类药物曾用作抗抑郁和抗震颤麻痹药物，但最终由于成瘾和滥用问题而被禁用。

成瘾及滥用症状：吸食卡西酮类物质能产生类似甲基苯丙胺的兴奋作用和类似麦角酸二乙胺（LSD）的致幻作用，同时还伴有心动过速、血压升高等反应；此外，由于卡西酮类物质通过血脑屏障进入神经中枢的能力较弱，滥用者往往会加大用量并持续吸食以获得预期的兴奋感，从而导致更为严重的大脑损伤。

4. 芬太尼类

芬太尼是阿片类物质，1960 年由比利时人保罗·杨森（Paul Janssen）博士首次成功合成。市场上的芬太尼类新精神活性物质均为芬太尼的衍生物，是人工合成的强效麻醉性镇痛药，药理作用与吗啡类类似，但比吗啡类镇痛效果更强、副作用更小。

成瘾及滥用症状：瘙痒、恶心、呼吸抑制。由于此类物质药效较强，极少量的摄入即可对人体造成伤害乃至使吸食者有生命危险，2016 年美国因吸食此药物过量死亡人数高达 6.4 万人。

此外，还有很多极具迷惑和诱惑性的毒品，如"笑气""紫水""聪明药""咖啡""彩虹烟""奶茶""跳跳糖""曲奇饼干""迷幻蘑菇"等，好奇心极强而抵御能力较差的儿童青少年需要加以防范。

2018 年的《世界毒品报告》指出：长期存在的海洛因和可卡因等毒品越来越多地与新型精神活性物质和处方药共存，越来越多来源不明的非医疗用途药物制剂，以及多种药物使用和多种药物贩运，使毒品问题变得空前复杂。"但 2019 年《世界毒品报告》中明确指出：国际社会在解决新型精神活性物质方面取得了一定程度的成功，联合国毒品和犯罪办公室首次获报这种物质的数量有所下降。这一变化让我们感到十分欣慰。

三、毒品的危害

关于毒品的危害，很多人试图区分传统毒品、新型毒品、新活性精神物质对人体造成的不同性质、不同程度的危害，从而采取有针对性的措施戒治，但尚未得出一致的结论。难以达成共识的原因有两个：第一，目前吸毒人员很多都是混吸，很少只吸食一种毒品；第二，不同毒品对人体的伤害会有所侧重，但人体是一个完整的精密系统，对人体某一系统或器官的损害，都会不同程度地影响其他系统和器官功能的发挥，仅考虑一个方面治疗或改善达不到预期效果。因此，本团队倾向于从生理机能、心理、行为等方面对毒品的危害进行阐述。

（一）生理机能方面

1. 对中枢神经系统的影响

首先，吸毒直接损伤大脑组织和细胞。对大脑功能成像技术的检查发现，长期吸毒会使脑内一系列功能从不同水平、不同层次发生改变和损害。其次，吸毒可改变大脑神经系统的组织结构。有关研究表明，在吸毒过程中会出现内源性阿片肽受体下调，冰毒等兴奋剂会引起多巴胺神经传递降低，造成大脑神经组织结构改变。再次，吸毒会使人脑部具有较高的奖赏敏感性和减弱的执行控制能力。

2. 对呼吸系统的影响

毒品对呼吸系统的危害是毋庸置疑的。采用鼻吸方式吸食毒品时，毒品直接吸入鼻腔，刺激鼻黏膜，造成鼻黏膜发炎、充血或者萎缩；使用烫吸或抽吸方式吸食毒品时，毒品烟雾直接刺激咽喉，引起咽喉部位充血、肿胀、发红、分泌物增多等症状；当毒品进入血液后，血液要在肺部毛细血管进行气体交换活动，毒品以及各种掺杂物质会在肺部毛细血管内沉淀积累。另外，毒品因掺入淀粉、石灰等物质，且这些物质不能溶于水，注射进入人体后，会在肺部毛细血管沉积，导致肺栓塞。

3. 对心血管系统的影响

毒品对心血管系统能够产生直接毒性作用，从而引发心律失常和各种缺血性改变，多数情况下导致心动过缓、心律失常、血压偏低，严重时可导致心跳停止。

4. 对消化系统的影响

毒品会引发消化系统功能障碍，抑制食欲，导致人体必需的营养物质缺乏，从而引起一系列营养不良综合征。另外，由于吸毒后兴奋性增加使人体代谢加快，促使营养物质消耗多，脂肪量降低，导致吸毒成瘾者普遍形体消瘦、虚弱乏力。

5. 对生殖系统的影响

吸毒会影响和改变人的正常生殖功能。毒品通过下丘脑影响垂体激素的分泌与合成，造成内分泌功能紊乱。毒品可抑制黄体生成素的分泌，使得血液中睾酮浓度明显下降，吸毒男性会出现性低能或性无能，女性会出现月经失调、痛经、闭经等，孕妇会出现早产、流产、死胎、胎儿畸形及其他多种并发症，另外，血液中毒品通过胎盘进入胎儿体内，还会导致胎儿毒品依赖。

6. 对免疫系统的影响

毒品虽然有很多类型，但无论是哪一类，都对免疫系统有直接的毒性作用，导致先天免疫功能丧失，对外界病原入侵的抵抗力降低。吸毒者大多不注意个人卫生，身体营养状况较差，细菌或病毒易侵入机体，形成感染灶。吸毒者易感染肺结核、病毒性肝炎、艾滋病等多种疾病，最终死亡。统计显示，吸毒人员的平均寿命较正常人群短 10 ~ 15 年，25% 的吸毒成瘾者在吸毒 10 ~ 20 年内死亡。

（二）心理方面

大部分吸毒人员在吸毒前就有一定的人格缺陷与人格障碍，主要表现为缺乏激情、缺乏社会交往、不思进取、逃避现实。吸毒后，毒品对大脑造成损伤。来自社会、家庭的歧视乃至抛弃，朋友信任和亲人关爱的缺失也使得吸毒人员的情绪、人格等方面的不良状况进一步加剧。吸毒人员抑郁、焦虑等神经症状表现显著高于一般人群。他们还多疑、爱抱怨、自私，具有意志力薄弱、行为退缩、缺乏信心等回避型人格。对家庭和亲人情感淡漠、自卑、孤僻、多疑，对他人失去信任，对外界事物失去兴趣，无法与他人建立良好的人际关系，如此恶性循环下去，吸毒人员会在就业、交友、婚姻、经济等方面出现困难，个人情绪极不稳定；严重者出现焦虑、抑郁、偏执、精神失常、幻听、幻视等异常反应。

（三）行为方面

吸毒人员在自我毁灭的同时，还会破坏自己的家庭，影响社会的安定和谐。首先，吸毒人员在吸毒成瘾后身体健康水平降低，劳动能力差，导致生活质量下降，甚至难以维系正常水平。其次，吸毒需要大量的金钱，一般家庭都难以承受，吸毒成瘾者为了获得毒品，容易丧失正常人应有的自尊心、道德观和伦理标准，出现心理扭曲、行为失控，甚至出现抛妻弃子、暴力、毒驾、挟持等行为，使往日宁静、和谐、幸福和快乐的家庭支离破碎，最终众叛亲离。再次，吸毒成瘾者的幻想、幻听、幻视导致其心理扭曲、精神异常，为了获得毒品往往会进行以贩养吸、贪污、诈骗、盗窃、抢劫、凶杀等犯罪活动，扰乱社会治安，给社会安定带来巨大威胁。

第二节　戒毒理念及模式变迁

一、吸毒成瘾

（一）古典主义犯罪学说

古典主义犯罪学认为，人是意志自由的主体，其行为选择符合"功利主义"（Utilitarianism）的价值判断，以"快乐"与"痛苦"作为选择行为的依据。吸毒成瘾的原因被归结为吸毒者的自律水准与道德辨别能力低下，这一学说认为吸毒者与衍生的犯罪之间具有正向的因果关系，对吸毒者施以刑事处罚可以起到犯罪预防的作用（MacKenzie，2002）。

（二）犯罪实证学说

犯罪实证学派认为，吸毒的原因极其复杂，不能简单地将吸毒行为归咎于吸毒者自身道德感欠缺及自我约束能力低下，吸毒的原因与个人、社会、文化、习惯乃至宗教都有密不可分的关系。这一学说认为吸毒在价值多元的社会中应当被视为中立的行为；同时犯罪实证研究发现，吸毒行为与诱发犯罪之间并不存在必然或者高度盖然性的因果关系，并非吸毒行为诱发了其他犯罪（胡尔贵，2018）。

（三）现代医学说

药物成瘾疾病说早在20世纪初就形成了。当时有两种观点，一种是以查尔斯·特利为代表的观点：成瘾者是因为身体有病而被粗心的医生误诊、误用麻醉品而成瘾的正常人，享受型的成瘾者则是少数；另一种是以劳伦斯·科尔博为代表的观点：成瘾不是身体而是精神病态的常规表现。这两种观点此消彼长很长一段时间，直至1919年，佩利尼（E.J.Pellini）证实成瘾者体内无抗体，戒毒时所出现的断瘾症状与人体的"官能"无关，而取决于其心理上的因素。劳伦斯·科尔博的"精神病学理论"在此基础上进一步拓展，成为20世纪30年代之后美国官方对麻醉品成瘾的解释，代表了20世纪早期成瘾研究的最高水平。

1923年，劳伦斯·科尔博在对230个案例进行调查与分析后，将成瘾者划分为五种类型，其中四种类型有一个共同的特点：一旦成瘾，将不再满足于初时的感觉，总是变本加厉地追求更大的刺激与深度的愉悦效果。从此之后，越来越多的研究支撑这一观点，最具代表性的当属"多巴胺奖赏系统"成瘾机制。

人的"奖赏系统"原本是用来奖励人的生存和繁衍行为的，如吃饭、性活动等，刺激中枢神经产生的多巴胺等神经递质增加，让人的大脑产生欣快感、舒适感，促进人类繁衍生息，不断进化。因为这种奖赏机制离不开一种特殊的神经递质——多巴胺，所以被称为"多巴胺奖赏系统"。

"奖赏系统"主要涉及中脑腹侧被盖区、伏核、弓状核、杏仁核、蓝斑和中脑导水管周围灰质等脑区，中脑边缘多巴胺系统以及内源性阿片肽系统，还涉及多种神经递质，如多巴胺、5 - 羟色胺 、乙酰胆碱、γ - 氨基丁酸。上述神经脑区及神经递质相互协调地参与了"奖赏效应"的形成。吸毒成瘾者的脑功能发生了诸如受体亲和力、递质释放等一系列的毒品依赖性变化，进而造成脑的结构发生病理性改变，如受体构象、递质耗竭和束泡变性、萎缩甚至消失。这意味着越来越少的多巴胺与神经细胞结合，"快乐机制"趋于平淡。即，经历了毒品的强烈刺激后，爱情、食物和社交之类能产生自然满足感的刺激黯然失色，为了达到甚至超过原来的"快乐"程度，吸毒者必须不断地增加毒品剂量，让神经细胞释放出更多的多巴胺，最终形成一种犒赏性神经中枢。如果突然失去成瘾物质，吸毒者自身肌体会产生一种自然的、本能的条件反射，产生强烈的不适，即戒断综合征。为缓解不适症状，吸毒者只能不断地吸毒，最终导致恶性循环。

二、戒毒模式

早期的戒毒制度。根植于古典犯罪学理论，将吸毒者归于社会越轨者，认为吸毒的原因在于吸毒者自我认识不足、意志薄弱，不具有社会一般人的道德意识，必须以严厉和强制性的手段促使吸毒者改变其道德观念，提高其对于毒品的道德约束，即"司法惩戒模式"或"道德模式"。随着科学研究的发展，人们渐渐意识到吸毒者涉足毒品的原因极其复杂，其自身的道德与自律是主要因素之一，社会发展状况、文化等客观因素也是其吸毒的原因，更为重要的是，吸毒的本质是人追求某种不正常的精神状况，具有疾病的特征，因此戒毒的目的并不在于惩戒和威慑吸毒者，而在于挽救和矫正，即"医疗模式"（包涵，2017）。

随着医学界"药物成瘾是大脑疾病"理念的提出，将吸毒者作为"病患"的"医疗模式"依然不能解决全部问题。综合吸毒成瘾者的生物学和社会学因素，以"医疗模式"为主、"司法惩戒模式"为辅的"综合模式"逐渐得到世界各国的认可。从"司法惩戒模式"到"医疗模式"，再到"综合模式"，体现了学术界对毒品成瘾机制的深入研究，也体现了社会吸毒人员观念的转变。

（一）司法惩戒模式（道德模式）

19 世纪时，我们现在所讲的毒品是医学治疗中起麻醉、镇静作用的药品，但当这些药品的使用超越纯粹的医学价值，给社会带来危害时，其医学药用价值逐渐淡化，而成为"毒品"，因此吸毒也称"滥用药品"（高英东，1998）。随着吸毒人数的全球性增加，吸毒逐渐被认为是严重的道德低下的社会越轨行为（贺海仁，1991）。麦肯齐认为吸毒与犯罪之间具有因果关系，对吸毒者施以刑事处罚可以预防犯罪（Mac Kenzie，2012）。

20 世纪 80 年代以前，美国以司法惩戒为戒毒的主导模式。基于古典犯罪学理论及毒品种植、生产、贩卖等毒品违法犯罪特点，美国采取了多种惩治措施，主要毒品犯罪集团被瓦解，一些大毒枭相继被抓获。表面上，这些举措和行动取得了显著效果，但实际上并未对美国毒品泛滥的局面形成有效遏制，原因是经刑事司法审判和执行刑罚回归社区的吸毒者，由于缺乏司法监督和社会服务支持，多数人复吸又导致二次犯罪。1994 年一项对美国 15 个州 27 万多名刑满释放人员再犯率的研究发现，出狱后 3 年内有 67.5% 的被调查者因案再度被捕，85% 的烟毒犯在出狱后 1 年内会开始吸毒，而 95% 的烟毒犯在出狱后 3 年内毒瘾复发。

（二）医疗模式

"医疗模式"的理论基础与"司法惩戒模式"不同，其理论渊源在于犯罪实证学说及现代医学观念。

伯特拉姆认为，禁毒政策受到政治、道德及经济文化的影响甚于毒品对人体的危害，严厉的禁毒政策会造成"利益矛盾"（profit paradox）和"难以根除效应"（hydra effect），政府实施禁毒措施本来是为了维护大众利益，避免毒品泛滥成灾，但是严厉的处罚也使得毒品价格提高，让毒品犯罪更加猖獗，吸毒者的数量难以通过对供给者的惩罚得到控制（Bertram，1996）。另外，"药物成瘾是一种反复发作的慢性脑部疾病，其主要特征是成瘾者在生理和心理上都存在对毒品的过分依赖，以至于无法抑制其对毒品的渴求"的观点逐渐被人们接受，许佩诗等人认为以道德低下为出发点的戒毒措施，仅对吸毒者施以惩罚，以提升其"道德自律"，并未考虑"戒除毒瘾"的诉求，甚至会出现干预越多越严厉，毒品问题越来越严重的现象（许佩诗，2013）。

（三）综合模式

劳伦斯·科尔博还认为，成瘾性麻醉品，尤其是鸦片类麻醉品有瞬间提升人体功能的特点，具有让某些性格不健全的人暂时回归到正常人格位置的功能，这也是大部分康乐性成瘾者在戒毒之后又旧病复发的原因所在。

药物成瘾既是社会学问题，也是生物学问题，单纯地从社会学角度和生物学角度出发都不能解决问题。从生物学角度出发，视吸毒成瘾者为"病患者"，首先，考虑专业治疗，而不是惩罚，确实有助于禁毒、戒毒工作的开展；但吸毒成瘾者毕竟是一群特殊的"病人"，会给家庭、社会带来一定的危害，由于吸毒引起的社会歧视，他们一般不会自己主动去医院诊治，即使去医院，也可能是有生命危险而迫不得已，对戒除毒瘾没有帮助，必须考虑司法惩戒措施。

美国 1914 年通过《哈里森法》，确立了毒品治理的"司法惩戒模式"，在之后的近 60 年时间里，美国医疗模式一直作为"司法惩戒模式"的附属品存在，直至 1972 年《毒品滥用办公室与治疗法》的公布，美国才正式确定了"医疗模式"在联邦法律上的地位。目前，美国毒品治理采用"医疗模式"与"司法惩戒模式"并行的方式。

台湾地区的戒毒也从传统的"司法惩戒模式"转变为"医疗模式"，戒毒理念上日趋人性与缓和，制度上设置实质除刑、观察勒戒、强制戒治、社区关护等多层次的措施，已逐步发展到二者兼用的"综合模式"（包涵，2016）。

新加坡可谓是世界上戒毒最成功的国家，其戒毒举措具有很强的借鉴和指导意义。新加坡戒毒策略主要通过执法、医疗和教育三方面来实现。执法：吸毒在新加坡是犯罪行为，由中央肃毒局联合警察缉捕毒贩，将犯罪者控上法庭，把吸毒者送入戒毒所；医疗：通过戒毒康复等手段改造吸毒者，对其进行脱毒治疗；教育：通过课堂、讲座等对戒毒人员及民众进行教育，提升国民素质，营造远离毒品的社会环境（王锐园，2015）。

第三节　中国戒毒历程及现状

一、中国戒毒史主要阶段及特点

中国戒毒工作由来已久，自清朝雍正时期颁布世界上第一个禁烟诏令开始，中国戒毒经历了清朝时期、民国时期、新中国成立初期、改革开放初期至1990年、1991年至2007年、2008年《中华人民共和国禁毒法》颁布至今六个阶段，戒毒理念不断更新，戒毒模式不断完善（张晴，2012）。

（一）清朝时期

雍正七年（1729年），清政府颁布了世界上第一个禁烟诏令，标志着中国戒毒工作的开始，是中国戒毒历史的雏形阶段。

在中国戒毒史上，1813年以前的立法条例规定种植、制毒和贩毒是违法行为，但对于吸毒没有做非法惩处规定。吸毒违法始于1813年嘉庆颁布的《吸食鸦片烟治罪条例》，这是中国法令史上第一道惩办鸦片吸食者的法令，在戒毒史上具有创始意义。《吸食鸦片烟治罪条例》规定：军中官员买鸦片者革职，并杖一百，枷号两个月；士兵和文官吸毒，均杖一百，枷号一个月……从此以后，禁毒法令对吸食鸦片者的惩罚越来越严厉，刑罚有绞监候、5年以上有期徒刑、无期徒刑甚至死刑。

道光一十八年（1838年），清政府颁布了《钦定严禁鸦片烟条例》，将清政府历次发布的有关禁种、禁贩、禁吸的规定合编为39条，这部条例是中国历史上第一部综合性的禁烟法典。

1909年2月，国际鸦片委员会会议在中国上海外滩汇中饭店（和平饭店）召开，史称"万国禁烟会"，是世界上第一次国际戒毒会议，在国际戒毒史上具有里程碑的意义。

中国是当时世界上颁布戒毒法令最早、最多，也是戒毒法律体系最严密的国家，但由于历史局限性，没有形成特定戒毒模式，戒毒均以失败告终。

（二）民国时期

辛亥革命胜利后，民国政府继续推行禁烟政策，有关戒毒的法律较清朝时期更加完善：既有中央的戒毒法律，又有地方的戒毒法律，同时还完成了对吸毒行为进行处分的保安处分法，建立了"保安处分型"的戒毒模式。这个时期的禁烟立法无论是数量还是质量较清朝都有很大的发展，为中国戒毒法律制度的发展和完善积累了一定的历史经验。然而，由于政府腐败，加之战争、外患等各种原因，毒品问题并未得到有效遏制。

（三）新中国成立初期

1950 年 2 月，中央人民政府政务院发布《关于严禁鸦片烟毒的通令》，开展了声势浩大的禁烟运动。1952 年 4 月，中共中央又发布了《关于肃清毒品流行的指示》，形成了在行政强制前提下的以自行戒毒为主、强制戒毒为辅、社会有力监督和多部门参与的综合戒毒模式。短短 3 年禁绝了为患百年的鸦片烟毒，曾一举成功创造了世界"无毒国"的奇迹。但这一时期的戒毒更像是一场斗争，并未形成完整的戒毒模式。

（四）改革开放初期至 1990 年

20 世纪 80 年代，随着改革开放，国际毒潮侵袭，中国在禁绝毒品 30 年之后，毒品问题死灰复燃，并迅速发展蔓延。政府相继颁布了相关《通知》和《指示》，但并未对戒毒工作进行具体细化，也未形成一定的戒毒模式。

（五）1991 年至 2007 年

1990 年 12 月 28 日，全国人大常委会通过了《关于禁毒的决定》，中国首次明确了强制戒毒体系。该决定第八条规定：吸食、注射毒品的，由公安机关处十五日以下拘留，……吸食、注射毒品成瘾的，依照前款规定处罚外，予以强制戒除，进行治疗、教育，强制戒除后又吸食、注射毒品的，实行劳动教育，并在劳动教养中强制戒除。

1995 年至 1997 年，国家陆续出台相关规定或法律，对戒毒措施进行了细化，逐渐形成了以"强制、劳教戒毒为主，自愿戒毒为辅"的戒毒法律制度。1998 年国务院批准公安部成立禁毒局，1999 年重新组建了新一届国家禁毒委员会，并于 2000 年发表《中国禁毒白皮书》，这标志着中国禁毒、戒毒工作进入一个新阶段。

（六）2008年《中华人民共和国禁毒法》颁布至今

1. 强制隔离戒毒产生的背景

中国最早规范强制戒毒的规范性文件是1995年国务院发布的《强制戒毒办法》，第2条规定：本办法所称强制戒毒，是指对吸食、注射毒品成瘾人员，在一定时期内通过行政措施对其强制进行药物治疗、心理治疗和法制教育、道德教育，使其戒除毒瘾。同时《强制戒毒办法》规定强制戒毒工作由公安机关主管，2002年，公安部印发《公安机关办理劳动教育案件规定》。由于当时劳动教养制度尚未废止，为了对被采取劳动教养且吸毒成瘾的人员实施戒毒措施，2003年中华人民共和国司法部发布《劳动教养戒毒工作规定》，第2条规定：劳动教养戒毒实施的对象是因吸食、注射毒品被决定劳动教养的人员，以及因其他罪错被决定劳动教养但兼有吸毒行为尚未戒除毒瘾的劳动教养人员。由规定可知，劳动教养戒毒的主管机关是司法行政机关。由此也出现了"'公安—司法'强制隔离双规制，对同样性质的违法对象施以不同行政处置方式"的不合理现象。

2007年12月29日，第十届全国人民代表大会常务委员会第三十一次会议审议通过《中华人民共和国禁毒法》（以下简称《禁毒法》），并于2008年6月1日起实施。《禁毒法》将强制戒毒和劳动教养戒毒整合为强制隔离戒毒。

2. 强制隔离戒毒的历史意义

2008年《禁毒法》实施，强制隔离戒毒成为戒毒主要措施。法律层面：将公安机关负责的强制戒毒和司法行政机关主管的劳教戒毒并轨，建立统一的强制戒毒措施，"同样性质的违法对象施以不同行政处置方式"的问题得到解决；观念层面：基于吸毒人员违法者、病患者和受害者的三重属性，《禁毒法》提出了集强制隔离戒毒、自愿戒毒、社区戒毒和社区康复于一体的新型综合戒毒模式，体现了以人为本的理念，开启了我国新时期禁毒、戒毒工作新纪元（张晴，2012；包涵，2015）。

二、运动戒毒——新时期中国特色戒毒理论与实践探索

（一）运动戒毒产生的背景

2008年以来，强制隔离戒毒工作取得了一定成效，但举步维艰，尚未达到理想效果。《人民法院禁毒工作白皮书（2012—2017）》显示：毒品犯罪

案件在全部刑事案件中的比例从 2012 年的 7.73% 增至 2016 年的 10.54%。毒品犯罪成为增长最快的案件类型之一，其增长幅度是全部刑事案件总体增幅的 4.12 倍，毒品问题依然严峻。

习近平总书记于 2018 年 6 月就禁毒工作作出重要指示："走中国特色的毒品问题治理之路，坚决打赢新时代禁毒人民战争。"与此同时，随着对身体活动、人体生物学特征认识的不断深化，"运动改变大脑""运动是良医"的观念逐渐深入人心，运动也受到戒毒领域的高度关注。2018 年 6 月，司法部傅政华部长开创性地提出在司法戒毒系统内进行"运动戒毒"试点工作。2018 年 7—12 月，全国各省市司法戒毒系统积极筹备，中国戒毒再次翻开历史新篇章。

（二）运动戒毒的科学依据

"吸毒成瘾是一种反复发作的脑部慢性疾病"是目前世界相关领域公认的观点，吸毒成瘾者生理、心理、精神、行为都会不同程度地发生异常。作为象征积极生活方式的体育运动，对吸毒成瘾者上述几个方面都有改善作用。

生理层面：运动与毒品均能引起大脑结构与功能的变化，但功效不同。吸毒会弱化记忆与认知控制系统，而体育运动则能强化大脑功能（Miyake，2000）。长期吸毒会导致人体心、肺、肌肉、骨骼等机能下降，呼吸、循环、运动、免疫等系统失调，引发各种慢性病，严重降低身体健康水平，而运动的基本功能是改善心、肺、肌肉、骨骼等的机能，提高体质健康水平。运动与毒品均可促进人体相关神经递质的分泌，某种程度上可以达到同样的效果。

心理层面：鉴于吸毒人员的身体状况及社会对吸毒人员的歧视现象，长期吸毒人员普遍存在焦虑、抑郁、自卑、自尊水平及自我效能感低等现象。运动可以缓解压力，降低焦虑、抑郁程度，提升人的幸福感、自尊心与自信心，起到预防与戒治毒品滥用的作用，这一点已被科学研究及实践证实（莫洪宪，2016）。

行为层面：大多数吸毒人员的智商、情商都比较高，如果说初次吸毒是好奇、交友不慎、被人引诱，那么多次复吸则与吸毒人员的不良生活、行为习惯密切相关。安全、可持续的运动有助于养成健康的生活方式（Terry，2011），从而可以减少戒毒者的觅药行为（Smith，2012），降低对毒品的依赖程度，降低毒品复吸率。

（三）身体康复训练（运动康复）与运动戒毒

1. 康复的定义

"康复"（rehabilitation）属于社会学名词，目前被普遍接受的是世界卫生组织对康复的定义：康复是通过综合、协调地应用各种措施，消除或减轻病、伤、残者身心及社会功能障碍，达到或保持最佳功能水平，同时改善患者与环境的关系，增强患者的自立能力，使其达到个体最佳生存状态并重返社会。从上述康复概念可知，康复方法有多种，运动是主要手段之一，"运动疗法，康复之髓"，说的就是运动康复。

"戒毒人员身体康复训练"这一专用名词最早正式出现在 2008 年 6 月实施的《禁毒法》，该法第 43 条明确规定："强制隔离戒毒场所应当根据戒毒人员吸食、注射毒品的种类及成瘾程度等，对戒毒人员进行针对性的生理、心理治疗和身体康复训练"。随后，2011 年 6 月 26 日公布的《戒毒条例》、2013 年颁布的《司法行政机关强制隔离戒毒工作规定》（以下简称《工作规定》）等文件中，均提及戒毒人员身体康复训练。2012 年出版的《戒毒康复教育》（全国戒毒场所教育矫治系列教材）还单设"身体康复训练"一章。从《禁毒法》《工作规定》及最近 10 年发表的科研论文来看，戒毒人员的身体康复训练特指以运动手段为主的训练，也就是即戒毒领域提及的身体康复训练，即运动康复训练。

2. 戒毒人员身体康复训练的特点

近 10 年，为落实《禁毒法》第 43 条规定，体育界、医学界、戒毒领域的专家学者，从不同角度对运动干预的效果进行探讨。纵观以往的研究文献，戒毒人员身体康复训练有以下几方面特点。

第一，缺乏根据强制隔离戒毒所管理模式、分期分区的针对性运动方案。从进所到出所戒毒人员的身体、心理、行为特点差异较大，据此司法行政强制隔离戒毒所基本工作模式确定为"四区五中心"。即戒毒人员由统一设置的戒毒医疗中心、教育矫正中心、心理矫治中心、康复训练中心和诊断评估中心 5 个专业机构联合进行矫治、评估，并根据评估结果实时在生理脱毒区、教育适应区、康复巩固区和回归指导区 4 个功能区流转。以往的运动干预研究或身体康复训练，均没有指出受试对象来自于哪个功能区，处于什么阶段，有什么样的行为特点，缺乏针对性。

第二，康复训练项目多为舒缓型，不能满足戒毒人员身心康复需要。康复运动项目考虑到戒毒人员生理戒断后，身体尚有一定的稽延反应，身体状态不佳，由此各强制隔离戒毒所多采用太极拳、八段锦、广播操、队列队形等低强度、舒缓型的运动。从各研究的结果看，这些项目在康复训练初期有较好的效果，但随着戒毒人员身体能力的提高，此类型的项目较难达到所需的强度，对心肺功能的提高有限。另外，强制隔离戒毒人员35岁以下者占50%以上，年轻人精力旺盛、活泼好动，更喜欢具有动感的运动，动作舒缓的太极拳、八段锦等运动虽然可以改善平衡能力，但不能满足其释放压力、降低焦虑的心理需求。

第三，康复运动项目多为单一运动项目。队列队形、跑步等小强度有氧运动是强制隔离戒毒所的常规运动方式，但从往年的研究来看，前几个月有效，随着时间的延长，戒毒人员入所半年左右体质健康水平最高，随后逐渐下降，至出所时体质健康水平又回到最初进所的状态（边宇，2018）。力量训练、健美操等可有效提高心肺功能和力量素质，但相关实验方案难以长期坚持和推广。

第四，缺乏对戒毒人员灵敏协调能力的探讨。由于吸毒对神经系统影响较大，戒毒人员的反应能力下降、灵敏协调性差是普遍现象。但以往戒毒人员身体康复训练的研究缺乏针对以上身体运动能力的探讨，也缺乏强制隔离戒毒人员回归社会后的可行性研究。

3. 运动康复与运动戒毒的区别

2018年6月，司法部傅政华部长在司法戒毒局戒毒工作调研会上正式提出"运动戒毒"，旨在"树立科学戒毒的理念，提高教育戒治科学化、专业化水平"，并在全国确定11个运动戒毒工作试点，但没有给出明确的界定和定义。

经过一年多的理论探讨、运动实践，基于"体医融合"的理念，结合以往戒毒人员身体康复训练的有关著作、文献，本团队认为两者的本质区别在于：运动康复训练是通过运动训练"输血"给戒毒人员，促使其身体康复，是获得"鱼"的过程；运动戒毒则是通过训练提高戒毒人员的"造血"功能，提高其自我防御和自愈能力，是获得"渔"的过程。"鱼"再多也有吃完的时候，拥有"渔"的技能，便不用担心基本的温饱问题，若"渔"的技能高超，捕获的鱼远远多于生活所需，还可以通过交换或变现，提高生活质量，实现追求美好生活的愿景。运动康复与运动戒毒的区别，具体体现在以下几个方面。

第一，理念不同。由近几年出版的相关教材和著作可知，戒毒人员身体康复训练理念的关键词是长期、枯燥、大负荷、极限运动（贾东明，2012；周建辉，2017）。运动戒毒的理念则基于一般心理学和运动心理学的规律，让戒毒人员体验运动带来的快乐，从而喜欢上运动，甚至产生"动瘾"，养成自主锻炼的健康生活习惯。此为"慧动"运动戒毒的核心理念，将在本书第三章详细阐述。

第二，目标不同。身体康复训练的直接目标是身体康复，运动戒毒的目标是戒断毒瘾，身体康复是运动戒毒的初级目标。戒毒人员的身体康复训练属于康复医学，关注点主要集中在作为病患者的戒毒人员身体康复的情况，评价侧重于医学指标的改善，短期内没有生命危险，以生存为目的。运动戒毒训练更多属于体育学范畴，在关注戒毒人员医学指标的同时，进一步关注国民体质、体能测试指标的改善以及习惯的养成，考虑提高其出所后的生活、工作能力，以及融入社会的速度和程度，是身体康复训练的升级。

（四）运动戒毒的社会意义

吸毒人员是一个特殊群体，身心健康水平较正常人低是不争的事实，从这个角度讲他们是病患者、受害者，但吸毒者给小到家庭大到国家造成不同程度的伤害和损失也是不可辩驳的。吸毒导致无数的家庭破裂，儿童、老人无人照管，给国家、社会造成的直接经济损失不计其数，引发的社会治安案例及犯罪数不胜数。运动戒毒的目的是在戒毒人员身心康复的基础上，提高其基础体能，养成良好的思维和行为习惯，使其出所后尽快融入社会，找到安全感、归属感，用自己的智慧创造属于他们的美好生活，挽救支离破碎的家庭，促进社会安定、和谐发展，这也是全社会、全世界的共同期盼。

第二章 "慧动"运动戒毒科学依据

第一节 运动戒毒的体育学依据

一、运动改变大脑

医学界把吸毒成瘾列入精神疾病范畴，并制定了相应的诊断标准。强制隔离戒毒可以在生理上戒除毒瘾，但心理或精神上的依赖较难戒除，其主要原因之一是脑功能受损难以恢复，脑损伤越严重越容易发生复吸现象。长期滥用毒品造成大脑前额脑区功能紊乱，经过强制隔离戒断，药物成瘾者脑功能有所改善，但仍不能完全恢复，抑制等高级认知功能依旧存在异常。

2008 年《运动改变大脑》（*Spark the Revolutionary New Science of Exercise and Brain*）一书首次在美国出版发行，运动可改善情绪、调节与优化大脑功能的观点引起了世界轰动。2012 年，美国精神病学会（American Psychiatric Association）将运动纳入情绪障碍治疗方法中。另外，近期发表的综合文献称，许多身体活动方式可改善脑部健康不是纸上谈兵，而是有严谨的科学实证做支撑的（Erickson et al., 2019; Tyndall et al., 2018；Physical Activity Guideline Advisory Committee, 2018）。

（一）运动——人类发展过程中形成的天性

人类的祖先为了生存，长期狩猎或采集，在此过程中形成寻找和储存食物的智慧，食物、体力活动和学习的关联性逐渐建立起来，成为人类大脑回路中与生俱来的结构功能。

未出生时，胎儿就在特殊的运动场——妈妈的肚子里做各种翻、滚、蹬、踏、拳击运动；刚出生的婴儿，觅食反应动作是其觅乳求哺育的本能。出生后，婴儿从仰卧到学会翻身俯卧，从学会坐、爬行、站立到能走、会跑、敢跳，本身就是一个探索学习的过程，需要辅助，但不需要指导。另外，大部分人都了解让一个"熊孩子"停止运动是一件多难的事，哪怕你给他糖果、冰淇淋等诱惑；大部分人也都知道"熊孩子"运动时从来不说累，不管刮风下雨，也无论酷暑严寒，他的眼神、面部表情明确告诉你：我很快乐，我很开心（除非身体状态不佳）……。以上种种，无不说明运动是人的天性。

从未出生的胎儿到成人，运动这种能力一直存在，只是随着年龄的增长与社会环境的影响，变得越来越弱，甚至消失。现今，人类追求美好生活无须再东奔西跑、与猛禽野兽周旋、与恶劣环境斗争，久坐不动的生活方式完全可以满足基本需求。在感叹生活越来越方便的同时，殊不知运动的缺乏成为人类长期生存的最大威胁之一，换句话说，缺乏运动会导致大脑实质性萎缩。有研究指出，过去两万年里，人类大脑逐渐萎缩的情况在世界各地均有发现，不分种族、不分性别。若要大脑保持最佳状态，人类需要把运动的天性重新激发出来。

（二）运动——维护大脑结构，改善大脑功能

神经元是神经系统的基本结构单位，大脑由 1000 亿个类型各异的神经元组成，每个神经元发出很多分支——树突和轴突，各级神经元之间通过分支末端的突触及数百种不同类型的化学物质（神经递质）传递信息。神经元分支越多，神经系统越发达，神经递质充分，中枢神经的功能才能得以实现。

1. 运动可以促进神经新生

20 世纪，科学界信奉大脑是一个在青春期就完全发育成熟的硬件，即出生时的神经元数量在一生中只会减少，不能增多。但 1998 年有了新的发现：神经元细胞可以分裂和增殖，即神经新生（neurogenesis）——由神经元干细胞、祖细胞再生神经元的过程。

新生的神经元是完全空白的干细胞，需要经历大概 28 天的发育才能加入到神经网络中。在这期间，如果不被使用，不能长出轴突，就无法存活加入到神经系统。运动可以产生大量神经元，而且优化的环境刺激有助于神经元的存活，促进神经元新生，让神经分支生长并发出许多侧枝，从根本上增强大脑的功能。以老鼠为对象的实验研究证明：有运动的老鼠的海马回比不运动老鼠的大 15%、重 9%，神经细胞的树突和突触增加 25%，新干细胞数量是不运动老鼠的 2 倍；有运动的 2 岁老鼠与 6 个月的老鼠一样年轻。

2. 运动促进生长因子的增加

脑源性神经营养因子（BDNF）、胰岛素样生长因子 –1（IGF–1）、成纤维细胞生长因子 –2（FGF–2）及血管内皮生长因子（VEGB）等生长因子是细胞修复过程中的有效成分。运动不仅可以促进生长因子的量增加，还可促进生长因子成功穿过血脑屏障，共同发挥作用。

3. 运动可以促使体内释放神经递质

去甲肾上腺素是科学家为深入了解情绪而研究的第一种神经递质，其影响注意力、认知力、动机及觉醒状态的信号传递；血清素是一种抑制性神经递质，可控制坏情绪、冲动、愤怒及攻击行为，在大脑皮层及神经突触内含量很高；多巴胺是影响学习能力、奖励系统、注意力和运动的神经递质，但多巴胺的作用与其在大脑中的位置有关，所在部位不同功能也截然不同。

医学上，改善精神状态的药物通常以调节去甲肾上腺素、血清素和多巴胺其中的一种或多种为目标。实践证明，运动与药物有相同的作用，运动可以增加体内血清素、去甲肾上腺素和多巴胺，使神经递质和其他化学物质之间达到平衡，从而使大脑处于最佳状态。与药物不同的是，运动增加血清素等神经递质含量，不仅仅是短期效应，而且具有长期性效果。

内源性大麻素、四氢大麻酚（THC）与内啡肽和吗啡一样，前者是体内天然的物质，后者是毒品中的精神活性物质，但作用都一样，有麻醉效果。运动时，身体和大脑都能产生内源性大麻素，进入血液到达脊髓，并激活相应的受体，由此阻断痛觉信号到达大脑，与此同时，它们还流经整个奖励中枢和前额叶皮质，直接影响多巴胺。

4. 运动为大脑提供充足的营养

脑部重量仅占全身体重的 2%，却使用 15% 的心输出量，需要 20% 的营养和氧气，成年人安静时的脑血流量每 10 年减少约 5%，如脑部血管功能不佳，则无法输送足够血流量，氧气和营养素供应不足，将会产生脑部健康问题（Davenport, et al, 2012）。大量研究证明，有规律地从事有氧运动，可以提升最大摄氧量，增加脑部血流量，增加海马回容积，从而改善脑的认知功能。

加州大学实验心理学博士、脑科学专家洪兰用下面这一句话概括了大脑与运动的关系：大脑产生观念，观念引导行为，行为产生结果，结果改变大脑。

二、运动是良医

"运动是良医"作为一种学术理念和健康促进项目在 2007 年 11 月由美国运动医学会和美国医学会正式提出，2010 年首次召开"全世界的健康处方——运动是良医"全球大会，2012 年 6 月在我国正式启动，这一观念也逐渐深入人心。

（一）运动可改善人体器官功能，提高身体健康水平

1. 改善心血管功能，降低心血管疾病风险

运动通过提高最大摄氧量、增加肺活量来提高心肺耐力，同时也可降低安静时的收缩压和舒张压，减少运动中的血压升高幅度和波动现象。实验证明，一次 10 分钟以上中等强度有氧运动，可使收缩压降低 10 ~ 25 毫米汞柱，舒张压下降 10 ~ 15 毫米汞柱，最长可以持续 22 个小时。常年运动可预防高血压，缓解轻度高血压。

运动可以减少身体脂肪，增加肌肉质量，增加胰岛素敏感性，延缓或阻止糖尿病发生；运动使血浆比例增加，降低血液黏稠度，从而降低冠状动脉疾病的发生率，延缓动脉粥样硬化的发展，降低合并心血管疾病、中风、2 型糖尿病等多种疾病的发病率和死亡率，延长寿命。

2. 提高机体免疫功能

压力和久坐不动是现代人生活的一对孪生特征，由此引发的骨性关节炎、类风湿关节炎、慢性疲劳综合征、纤维肌痛及其他自身免疫性疾病屡见不鲜。罗伯特·派尔斯的研究证实：运动可以显著提高机体的免疫系统功能，改善由免疫功能引起的疾病及不适症状。

（二）运动可舒缓压力，改善情绪，提高心理健康水平

美国身体活动指导科学委员会的报告指出：

（1）运动可以改善睡眠。单次运动或规律运动能够改善睡眠质量，规律运动可增加熟睡时间，且减少熟睡前的时间、起床前清醒时间和白天昏睡，中高强度运动使睡眠质量提升的程度更大（PAGAC，2018）。

（2）常规有氧运动可以使大脑保持冷静，能够在心率、应激激素等严重反应出现之前，对付更多的压力，提高生理反应阈值，从而提高神经元的压力阈值。

（3）减少精神压力，增强自信心，增加合作、协作能力，预防及治疗抑郁症。

（三）延缓衰老，提高生活质量

运动通过提高老年人的体质和独立生活能力，增加工作、娱乐和生活能力，减少老年人摔倒或因摔倒而受伤的风险。最新科学研究成果表明，常年坚持适当运动可以减缓脑萎缩，增加大脑灰质，减少老年认知障碍或者阿尔茨海默病发病率，延缓衰老。研究表明，经常运动的人可以延缓衰老9年左右。

三、运动须科学

相比远古时代的祖先，现今社会的我们生存更容易，但来自各方面的压力更多，活动时间更少，若要身体、大脑保持最佳状态，我们要做的就是：动起来！但并非所有的运动都能同等程度地改变大脑，也并非任何形式和强度的运动都是良药。因此，我们必须科学地运动。

（一）并非所有运动都同等程度地促进大脑结构的优化

脑源性神经营养因子（BDNF）是一种大脑内合成的蛋白质，负责建立和保养大脑的基本结构——神经细胞回路，其不仅能提高细胞内抗氧化物的产量，而且能增加保护性蛋白的数量，促使神经细胞生长，巩固和抵御神经细胞的自然死亡，被称为"大脑的优质营养肥料"，是思想、情感和运动之间重要的生物学纽带。

运动可以促进脑源性神经营养因子的增加，但并不意味着所有的运动都同等程度地促使BDNF的增加，跑几个1000米不一定会变成天才，注射BDNF也不一定能变得聪明。以老鼠为实验对象的研究表明：进行较复杂技能运动（如走平衡木、在不稳定物体上行走及攀爬弹性绳梯等）的老鼠，其小脑内的BDNF增幅达到35%，而单纯跑步的老鼠的BDNF水平没变化。简言之，技巧性的、需要多个环节、系统协调的复杂运动，才能更有效地促进BDNF的增加。

（二）并非所有的运动均益于大脑功能的改善

当学习新动作或完成动作难度提升时，大脑扫描图显示前额叶皮质因活跃而发亮，但人一旦熟练掌握了这个动作，通过谷氨酸盐的释放建立了神经回路，动作的模式被自动储存于基底核、小脑和脑干这些原始区域，前额叶皮质就会逐渐变暗，继而转向其他的新挑战。因此，长时间从事单一运动，使之成为一种习惯，动作的完成将"不经过大脑"而直接由低级中枢完成，运动对大脑神经中枢的改善效果降低。约翰·瑞迪（2013）的老鼠实验证明，强迫性、强制性的运动无法和自主、自愿的运动取得同样的效果。即机械性的、没有挑战性的运动无益于大脑的改善，只有自主的、自愿的积极运动，才能促使新生神经细胞建立神经连接并加入神经网络，从而改善大脑的功能。

（三）运动多样化的必要性

食物种类繁多，不同种类的食物营养成分比例各异，因此，人们应根据自己身体的需要合理搭配饮食，尽量多样化，否则会出现各种各样的"营养不良"，影响身体健康。同样，运动的种类很多，每一种运动都可从不同方面提高身心健康水平，如果只做单一运动，久而久之，会出现运动方面的"营养不良"，即解决一个问题的同时，可能出现另一个问题。

跑步、游泳、骑行是最简单易行、深受大众喜爱的运动方式，每个人都可以做，但不是每个人都适合做。第一，虽然三者均属于全身运动，但跑步和骑行的动力来源均以下肢肌肉为主。第二，跑步不适合肥胖人群，不适合膝关节有伤病的人群；游泳对肥胖者、膝关节有伤病者有利，但对预防和改善下肢骨质疏松效果不佳。第三，无论哪一种运动方式，长期做一个动作，都会使协调性提高、能耗减少，动作技术娴熟，有利于运动成绩和表现提高，是竞技运动追求的目标，但简单反复地重复一个动作对大脑、神经系统的刺激减弱，大脑的改善程度降低，同时某些关节或部位因长期反复的载荷产生不适或损伤，这不是运动追求的目的。因此，无论是业余爱好者还是专业运动员，都应该不同程度地注意运动方式的多样化。

（四）超负荷运动会对大脑产生负面影响

2019 年 9 月，法国索邦大学的马蒂亚斯·佩西列酮（Mathias Pessiglione）在《当代生物学》（*Current Biology*）上发表的一项研究表明：当对铁人三项运动员施加过多的训练负荷时，运动员会表现出精神疲劳，这会引起包括大脑前额叶皮质的活动减少，运动员的行为也会表现得更加冲动，倾向于选择立即获得奖励，而不是等待更长时间获得更大奖励或延迟奖励。这说明超负荷运动使大脑网络中负责认知控制的大脑皮层受到了负面影响。因此，通过科普讲座，让戒毒人员掌握运动强度和运动量的简易计算及判断方法非常重要，强度和负荷适当的运动不仅可以保证运动的安全，还可以保证运动的效果。

第二节 强制隔离戒毒人员特点

一、社会学基本特征

根据以往的研究文献可知，强制隔离戒毒人员普遍学历低、收入低、婚姻状态不良。参加广东省运动戒毒项目的220名强制隔离戒毒人员也不例外，他们的人口学特征具有代表性。

（一）地域来源

参加运动戒毒的220名强制隔离戒毒人员来自广东省内包括广州、清远、湛江、汕头、汕尾、揭阳、茂名等十多个地区、县市。

（二）年龄范围

以入所登记日期为准，参加运动戒毒的220名强制隔离戒毒人员平均年龄为32.7周岁，最小20岁，最大40岁。年龄计算方法：入所登记时已过当年生日者: 年龄＝测试年－出生年; 未过当年生日者: 年龄＝测试年－出生年－1。

（三）文化程度

强制隔离戒毒人员学历偏低，小学及以下教育背景占总人数的45.8%，初中占总人数的45.2%，初中以上的占总人数的9%。

（四）生活状况

强制隔离戒毒人员入所前有固定工作者占总人数的53.3%，无固定工作者占总人数的46.7%；月收入少于5000元者居多，占总人数的66.7%。

（五）婚姻状况

强制隔离戒毒人员，未婚和离婚的比例较高，两者占总人数的65%。

二、特殊属性

（一）违法者

吸毒是否违法，世界各个国家和地区有不同的规定。新加坡对毒品"零容忍"是举世闻名的：第一，吸毒成瘾或非法持有毒品都属于犯罪行为，而且是一种严重的犯罪行为，将受鞭刑的惩罚。遭受鞭刑的人，屁股会被抽得皮开肉绽，血肉模糊，让受此刑罚的人终生难忘。第二，毒品犯罪中最高刑罚是死刑，采取的方式是绞刑，人在临死之前要遭受巨大痛苦，以此来起到惩罚警示作用。

在中国，吸毒是一种违法行为，违反2008年6月1日正式实施的《禁毒法》。吸毒成瘾的认定办法，由国务院卫生行政部门、药品监督管理部门、公安部门规定。初次被公安现场抓获吸毒，如果未认定吸毒成瘾，一般是拘留十日到十五日；第二次被公安现场抓获，处以十五日拘留，并责令社区戒毒三年。符合下列情况之一者将进行强制隔离戒毒：

（1）拒绝接受社区戒毒者；

（2）社区戒毒期间吸食、注射毒品者；

（3）严重违反社区协议者；

（4）经社区戒毒、强制隔离戒毒后再次吸食、注射毒品者。

（二）病患者、受害者

视吸毒者为病患者，是戒毒从早期的"司法惩戒模式"转向"医疗模式"的重要依据。长期吸毒会对吸毒者自身健康造成严重危害，各器官系统受损，生理机能下降，体质、体能、劳作能力较差，精神反常，心理扭曲，生活质量严重下降。从参加运动戒毒人员的初次测试情况可见一斑：除坐位体前屈优于正常人，下肢平衡综合评分在正常范围内，体质及体能其他指标均低于常模。

1. 心肺功能

肺活量是检测肺功能最直观、客观的指标，台阶指数是反映人体运动后心血管机能水平的重要参数。中国20～39岁成年男子的平均肺活量为3655毫升，台阶指数平均为56.0，参加运动戒毒的强制隔离戒毒人员平均肺活量为2858毫升，台阶指数平均为51.1。可以看出，戒毒人员的心肺功能远远低于同龄普通人群的正常水平。

6分钟步行是戒毒人员心肺功能的专用测试指标，根据广东省戒毒人员常模评分，运动戒毒受试对象6分钟步行的成绩为524米，仅为2分（满分5分）。

2. 身体柔韧性

坐位体前屈反映受测者躯干、腰、髋等部位关节、肌肉和韧带的伸展性和柔韧性。中国20～39岁成年男子的坐位体前屈均值为6.9厘米，强制隔离戒毒人员的平均结果为7.4厘米，高于同龄普通人群。

参加运动戒毒项目的220名受试戒毒人员初次测试情况如表2-1所示。

表 2-1 参加运动戒毒项目的 220 名戒毒人员初次测试情况

	测试指标	$\bar{X} \pm D$	国民体质监测标准	评价	广东省戒毒人员评分标准	评价
国民体质监测指标	安静心率/(次·分⁻¹)	78.1±11.8	78.3~78.4	偏低		
	收缩压/毫米汞柱	120.0±13.5	119.4~122.3	正常		
	舒张压/毫米汞柱	73.8±11.8	74.8~79.0	偏低		
	BMI	22.3±2.1	18.5~24	正常		
	体脂比/%	21.0±4.0	12~25	正常		
	肺活量/毫升	2858.3±609.2	3746~3505	偏低		
	台阶指数	51.1±9.3	56.1~56.6	偏低		
	坐位体前屈/厘米	7.4±7.9	8.5~6.1	正常		
戒毒人员专用	闭眼单脚站立/秒	22.8±25.0	32.1~25.3	偏低	2.4~4.8（3分）	3分，正常
	背肌力/千克	103.1±26.7	124.3~127.2	偏低		
	握力/千克	38.8±5.8	44.9~45.4	偏低	38~42.4（3分）	3分，正常
	选择反应时/秒	0.61±0.14	0.44~0.47	偏低	0.66~0.60（3分）	3分，正常
	纵跳/厘米	29.5±6.4	37.0~32.5	偏低	27.2~32.2（3分）	3分，正常
	6分钟步行/米	524.1±119.6	—		526~584（3分）	2分，偏低
	30秒斜肌撑/个	27.4±5.2	—		27~37（3分）	3分，正常

测试指标	$\bar{X} \pm D$	国民体质监测标准	评价	广东省戒毒人员评分标准	评价
FMS	12.8 ± 3.2	14 ~ 16	偏低		
Y 平衡（上肢右）	86.0 ± 9.1	94 ~ 104	偏低		
Y 平衡（上肢左）	87.0 ± 9.2	94 ~ 104	偏低		
Y 平衡（下肢右）	99.9 ± 10.0	94 ~ 104	正常		
Y 平衡（下肢左）	99.8 ± 9.6	94 ~ 104	正常		
体能补充指标 30 秒斜身引体（个）	27.2 ± 6.3	—	*		
平板撑（秒）	98.0 ± 47.7	—	*		
T 型跑（秒）	11.5 ± 1.5	—	*		
跪姿推药球（米）	6.0 ± 1.0	—	*		

注：1. 国民体质监测标准参考国家体育总局网站（http://www.sport.gov.cn/n16/n1077/n1227/7328132.html），2015 年 11 月 25 日发布的 2014 年国民体质监测公报及张艺宏主编的《国民体质监测与评价》第 292 页。

2. 评价栏中的数值是根据广东省戒毒人员测试常模进行的 5 等级评价，5 分满分，1 分最低（边宇，2018）。

3. * 表示暂无林样本数据参照。— 表示无数据。

3. 神经机能

用闭眼单脚站立和选择反应时评价神经系统的控制、平衡能力及应急反应能力。中国 20 ~ 39 岁成年男子闭眼单脚站立均值为 29 秒，选择反应时均值为 460 毫秒；运动试点强制隔离戒毒人员闭眼单脚站立均值为 22.8 秒，选择反应时均值为 594 毫秒，说明其神经功能低于同龄普通人群。

4. 肌肉力量

握力大小对日常生活有较大影响，纵跳成绩反映受试者下肢爆发力。中国 20 ~ 39 岁成年男子握力均值为 45.2 千克，纵跳平均值为 34.9 厘米，背肌力均值为 125.5 千克；运动戒毒受试者握力均值为 38.8 千克，纵跳均值为 29.5 厘米，背肌力为 103.1 千克，说明强制隔离戒毒人员力量素质远低于同龄普通人群。

5. 功能性动作及姿态控制能力

功能性动作筛查（FMS）是身体运动功能训练的逻辑起点，犹如医生开处方前的诊断，适合所有想运动或正在运动的人群。FMS 满分 21 分，14 分及以下运动过程中受伤概率增加。大样本测试证明，20 ~ 39 岁成年普通人群的均值为 16 分，运动戒毒受试者均分为 13.1 分，既低于普通人群也低于及格线（14 分），如果不进行纠正性训练，运动过程中受伤概率会增加。

Y 平衡测试是基于日常生活、劳作、运动等的一种动态平衡测试，反映姿态控制能力。成年普通人群综合评分 94 分以下为差，94 ~ 104 分为正常，高于 104 分为优；戒毒人员的上肢左、右侧评分分别为 87 分、86 分，偏差；下肢左、右侧评分分别为 99.8 分、99.9 分，处于正常范围。

三、强制隔离戒毒人员的需求

（一）强制隔离戒毒所内的需求

长期吸毒者，身体器官和系统对毒品产生了依赖，运行机制被改变，因此，急性戒毒会使身体各个器官、系统打破吸毒时的生理平衡，出现戒断综合征，除免疫力低下、体弱易患病外，还伴有反应迟钝、烦躁不安、精神不振、情绪低落等现象及抵抗、自我封闭等不良心理状态，严重时有暴力倾向和生命危险。因此，身心康复是强制隔离戒毒人员在所内的首要需求。

（二）出所后的需求

1. 物质层面

戒毒人员出所后，首先面临的是能否自食其力，一份稳定且收入较好的工作成为戒毒人员出所后的首要需求，因此，在强制隔离戒毒所期间对戒毒人员进行基础体能训练和各种工作技能相关培训是必要的。从这个角度出发，考虑戒毒人员的文化教育程度及出所后的工作性质，"慧动"运动戒毒训练方案融入基础体能训练元素，引入国家职业资格认证的社会体育指导员（健身教练）培训，以提高戒毒人员出所后的就业率及就业稳定程度。

2. 精神层面

"可怜之人必有可恨之处"，用这句话概括对吸毒人员的印象再恰当不过。说其"可怜"是因为长期吸毒对其身体造成了严重损害，多种疾病缠身，心理、精神、行为普遍异于常人，生活质量受到影响，是受害者；说其"可恨"是因为吸毒带来的一系列问题使其对父母不孝、对爱人不忠、对子女不亲，导致父母痛心、爱人伤心、子女乏爱，家庭支离破碎，严重者出现扰乱社会治安、暴力犯罪行为，影响社会和谐及安定。尽管如此，我们不能忘记戒毒人员也是一个普通的人，具有普通人共有的人性特点，如希望得到家人的宽容和爱，希望得到别人的尊重，希望得到社会的认可等。

目前，社会对吸毒尚存在很多认知上的偏差。一方面由于对毒品的毒害认知贫乏，一些年轻人认为"吸食新型毒品不会成瘾""吸食冰毒可以减肥""冰毒可以让人变得活泼""'溜冰'是一种时尚""有钱人都玩这个"，低估了毒品的危害性；另一方面，社会上大多数人对于戒毒人员依然有着根深蒂固的偏见，谈毒色变，如遇毒蛇猛兽，对吸毒者"敬而远之"。较低的社会接受度使得戒毒人员与普通人群（非吸毒者）建立正常人际关系困难重重，出所后的戒毒人员有被家庭接受、被社会承认和接纳的心理需求。

新加坡在禁毒、戒毒方面的措施令人称道。一方面，新加坡法律对吸毒人员惩处非常严厉；另一方面，政府又非常关注和支持吸毒人员戒毒。第一，鼓励成功戒毒的人员自主创业，支持戒毒人员再就业。对自主创业者在资金支持、税收等方面实施优惠政策，对聘用戒毒者的企业，在税收等方面也予以优惠。第二，新加坡有许多公益组织为成功戒毒者提供工作机会，并且在全社会倡导消除歧视、帮助关爱戒毒人员的氛围。第三，在社区内，戒毒者信息是保密的，在岗的警察会定期询问，解决戒毒人员生活中的困难。所以相对来讲，戒毒者在新加坡并未受到歧视和排挤，能够更加迅速和自愿地回归正常生活。

他山之石，可以攻玉，为更好地落实运动戒毒工作的成效，广东省戒毒委员会联合广东省社会治安综合委员会办公室、广东省公安厅、广东省民政局、广东省司法厅、广东省人力资源和社会保障厅、广东省税务局等9个相关单位联合发文《关于加强戒毒康复人员就业扶持和救助服务工作的实施意见》。其中提道：搭建信息平台，加强失业登记和就业援助；开展有针对性的职业技能培训；积极帮助戒毒康复人员社会就业；创新工作机制，实施无缝衔接等。

第三节 影响强制隔离戒毒人员复吸的因素

长期滥用毒品造成大脑前额脑区功能紊乱，经过戒断，药物成瘾者脑功能损伤仍不能完全恢复，抑制等高级认知功能依旧存在异常，且脑损伤越严重越容易发生复吸现象。

复吸的生理机制是潜在的、隐性的、内在的，而引发复吸的因素是外在的、显性的，即毒品对吸毒者身体及脑功能的损伤是隐性的潜在因素，诱发复吸的导火索是外在的显性因素，若要彻底戒断毒瘾，必须双管齐下，一方面改善戒毒者的身体机能和脑功能，另一方面尽量减少外部诱因。

一、生活无保障

强制隔离戒毒人员学历低，很大一部分是辍学或小学、中学刚毕业的青少年，初次吸毒多出于好奇、无知，但复吸则更多因为没有固定的工作和收入，生活无保障，因此复吸成了他们"最简单、最直接、最有效"的"解忧消愁"措施。

二、社会排斥

在中国，当前社会大众仍谈"毒"色变，唯恐避之不及，很多吸毒人员得不到亲朋好友的鼓励和支持，甚至遭到亲人、朋友的鄙视和抛弃，这使得他们产生"破罐子破摔"的消极心理，进而再次吸毒。

三、心瘾未断

吸毒人员的心理健康水平普遍低于常人，强制隔离戒毒者经过心理治疗、行为矫治以及运动干预等方法后，不良情绪和行为得到一定程度的矫治，达到出所要求，但因其大脑功能尚没有完全恢复，出所后心瘾不断，在无人实时监管的情况下不能自控，导致复吸的可能性增大。

四、损友引诱

吸毒人员经常遭到社会的排斥，即使成功脱毒，但得到社会的信任较难，而曾经的"毒友"却对他们"不离不弃"，在毒友的"亲切关心"下，成功脱毒的戒毒人员很容易再次吸毒。

第三章 "慧动"运动戒毒核心理念

第一节 "慧动"运动戒毒内涵

一、慧引领，点燃希望火花

强制隔离戒毒人员心理健康水平普遍低于常模是戒毒领域的共识，从参加本项目戒毒人员的初次心理测试数据可见一斑。220 名戒毒人员的 SCL–90 症状自评量表等心理学数据统计显示：戒毒人员的心理健康程度显著低于常规水平，各项因子严重程度从高到低依次是强迫、抑郁、躯体化、人际敏感、焦虑、敌对、精神病性以及恐怖，对未来生活没有信心。俗话说，哀莫大于心死，一个人若失去了对生活的希望和憧憬，行为上就会表现出对抗社会、排斥异己、对什么都无所谓。引领强制隔离戒毒人员热爱运动、科学运动，点燃戒毒人员的希望火花是"慧动"运动戒毒的指导原则。

强制隔离戒毒过程中，接触戒毒人员最多的是专班民警，能否尽早唤醒戒毒人员的内驱力，让他们尽快融入运动训练中，需要专班民警有较高的体育素养和责任心。另外，若在强制隔离戒毒所普及运动戒毒，依靠专家团队及高校学生体能教练驻所训练服务不是长久之计，更需要一批有体育素养和责任心的专班民警。因此，运动戒毒项目实施过程中，"慧引领"包括在引领戒毒人员进行训练的同时，有意识地培养一批有体育素养的专班民警，保证"慧动"运动戒毒的可持续性，促进、加快运动戒毒在强制隔离戒毒所的推广、普及。

二、慧设计，唤醒正向内驱力

"医疗模式"重视对吸毒者身心的治疗，强调国家和政府的责任在于帮助吸毒者消除对毒品的依赖，使其回归健康生活状态，而不仅仅是对吸毒者施以严厉的惩戒，或者借强有力的惩罚威吓潜在吸毒者。因此，"以人为本，视戒毒人员为普通人，尊重戒毒人员的人性特点，唤醒戒毒人员的内驱力"是"慧动"运动戒毒训练方案设计和实施过程中始终贯穿的重要理念之一。

身体康复训练的戒治目标是磨炼意志，通过康复训练过程中长期、枯燥、机械而稳固的训练活动，可以不断提升戒毒人员的意志力，强化其心理的"韧性"和"耐性"（贾东明，2018）。通过身体康复训练，反复、多次地向身体运动极限冲击，克服生理障碍，磨炼戒毒人员的意志品质，为取得康复训练效果创造条件（周建辉，2017）。上述身体康复训练表现出的理念与传统的体育观相一致，但无数事实证明这种体育观治标不治本，既不利于体育的发展，也不利于人身心健康水平的提高。

第一，吃苦耐劳是中华民族的传统美德，体现在专业运动训练上就是从严、从难、从实战出发，坚持大运动量的"三从一大"训练原则。在"三从一大"的指导下，1981—1986年中国女排曾在世界杯、世界锦标赛和奥运会上实现五连冠；许海峰在1984年奥运会夺得首金，实现中国金牌零的突破。自此以后，中国在国际体坛的地位逐年上升，至2008年北京奥运会达到顶峰，金牌数第一，奖牌数第二。不可否认，"三从一大"训练原则对中国体育事业的振兴与发展具有极其重要的意义，促进了中国体育事业的迅速发展，使中国逐渐成为体育大国。

单从奥运奖牌榜来看，中国算是体育大国，而非体育强国，体育不限于竞技，体育强国不仅仅看奥运奖牌榜，还包括国民对体育的认知和认可程度。在欧美发达国家，孩子进行体育活动以喜欢、自愿为前提，若以体育特长考入名校是非常值得自豪的事，亲朋好友会投以敬佩和赞许的目光；而在我国，孩子多因文化课成绩不佳而选择体育专业院校。欧美发达国家的奥运冠军、世界冠军退役后可以从事自己喜欢的工作或职业，过普通人的生活，而中国的世界冠军、奥运冠军退役后多数无法从事自己专项以外的工作，还可能因为伤病严重出现工作不稳定、生活质量大幅度下滑的情况……。以上种种现象的主要根源是很大一部分人仅仅把运动当作一种简单的、枯燥的体力活动，而不是改善大脑、促进健康的手段，很多情况下运动者不能享受运动过程中的快乐，而是"被迫"完成任务或达到设定的标准。

第二，没有内驱力，意志力就无从谈起。意志力是在需要克服困难时才呈现出来的，以"被迫硬逼"培养出来的"意志力"，关键时候不能激活，也无法实现。长期从事枯燥、单调运动的人，并非简单、纯粹的意志力驱使，更主要的是他们内心有自己认可的价值观，他们体验到了运动带来的身体或精神上的快感和益处，可能是健康的身体，可能是人见人赞的完美身材，也可能是较高的工作效率等其他动机，内在的驱动力促使他们克服暂时的生理（如中高强度有氧运动中的极点）或心理（惰性）不适而一直坚持，旁观者认为的意志力，实际上是强大的内驱力。如果没有内驱力，哪怕是举手之劳，人们也不会付诸实践，会找各种借口放弃，何谈"意志力"？内驱力如同火车的发动机，一旦启动，可日行千里，如果发动机不启动，靠外力拉或推，即便一时走得快，但也走不远。

共和国勋章获得者、"中国核潜艇之父"黄旭华和他的团队在研制核潜艇时遇到的困难一般人无法想象：从来没有见过核潜艇实物，仅有的参考是一个核潜艇玩具模型；没有先进的计算设备，所有计算的完成仅靠一个传统的计算工具——算盘；工作保密，长期不能与家人直接联系，不能在父母膝前尽孝，得不到家人的谅解；白天挨批斗，不能辩解，晚上还要继续工作，在这样的环境下，他们有一千个、一万个理由和借口放弃核潜艇的研制，但他们没有，在异常艰苦的条件下成功研制出中国第一代核潜艇，让中国成为世界上第五个拥有核动力潜艇的国家。黄旭华及其团队的意志力源于正向内驱力——对祖国强大的使命感、责任感。

2009年，一位年过半百的母亲为拯救患有先天性肝脏功能不全的儿子，拖着虚胖的身体，每天只吃半个拳头大小的馒头，风雨无阻暴走10公里，历经七个月，不仅治好了自己的重度脂肪肝，且通过肝移植手术为儿子赢得了第二次生命。年龄大、身体虚、饥饿、重度脂肪肝等，其中任何一个理由都足以让这位母亲停止暴走，放弃为儿子进行肝移植，但她没有。感动中国亿万人的母亲的意志力源于正向内驱力——伟大的、超乎寻常的母爱。

毒瘾发作的时候，获得毒品是吸毒人员的内驱力，表现为不惜一切代价，用各种手段达到目的，但这是负向的，因为导致的结果是社会、家庭和个人都不想看到的。戒毒人员如果没有对美好生活的憧憬，没有对父母、配偶、儿女的责任感，就没有戒除毒瘾的正向内驱力，出所后即使没有生理和心理依赖，抵抗毒品诱惑的意志力也不会被调动起来，即使有一千个、一万个不吸毒的理由，也随时可能被往日损友拉下水，重蹈覆辙。因此，通过"慧设计"唤醒戒毒人员运动和戒毒的正向内驱力是运动戒毒的主体内容。

三、慧运动，化"毒瘾"为"动瘾"

运动种类繁多，体育界经常根据研究需要对运动进行分类。例如，依据运动时身体供能特点分为有氧运动和无氧运动；根据运动强度可分为低强度、中低强度、中等强度、中高强度、高强度运动；根据运动的动作特点可分为单侧和双侧运动；根据参与人数可分为群体、双人和个人运动；根据对抗形式可分为直接对抗、间接对抗及非对抗运动；根据运动目的不同可分为竞技、健身、休闲娱乐运动等。

有氧运动是体育界和医学界谈论最多的话题。顾名思义，有氧运动是在运动过程中必须有足够的氧气供应，实践中以每分钟心率作为强度监控，一般为最大心率的 60% ~ 85%。因此，有氧运动不是指一种运动，各种不同的运动均可，强度只要控制在最大心率的 60% ~ 85% 即可。但若要达到提高心肺功能的效果，必须持续较长时间，一般不少于 30 分钟。因此，慢跑、游泳、骑行成为有氧运动的代名词就很容易理解了。

现今社会，人们生活、工作节奏较快，每周 2 ~ 3 次、每次持续时间超过 30 分钟的运动对一部分人来说较难实现。大强度运动对吸毒成瘾者的认知功能和情绪加工具有促进作用，更有利于减轻戒毒初期的症状。但是单一性的大强度运动的特点是负荷大、时间短，且较为枯燥，难以长期坚持。科学研究表明：高强度间歇训练与持续的有氧运动均可达到提高心肺功能的效果。因此，从某种程度上来讲，高强度间歇运动越来越受到大众的青睐。

体能越好，迅速康复的能力越强，控制各种压力的水平也相应提高。强制隔离戒毒人员出所后，生活、工作环境各异，单一的运动方式可能会带来"运动方面的营养不良"，喜欢的运动未必有可行性，有条件实施的未必懂得实操技巧。因此，运动戒毒方案的设计需要在达到中等以上有氧运动强度的情况下，考虑运用多种手段。

"慧动"运动戒毒的宗旨是"总有一种运动适合你！"身体运动功能训练方案集安全性、趣味性、互动性、普及性于一体。运动戒毒训练方案实施过程中，通过强烈的身体和心理体验，不仅让强制隔离戒毒人员充分体验运动带来的快乐和愉悦，而且让戒毒人员学习、掌握合理的日常生活，劳作中坐、蹲、搬、扛、举等基本动作模式，从内到外提升自我效能感，逐渐培养强制隔离戒毒人员有意识地自主锻炼、终身锻炼的习惯，使他们不仅"想动"，而且"会动"，化"毒瘾"为"动瘾"。

四、慧协助，搭建亲情纽带

内在动机是长期坚持、规律性运动的关键，但也需要外在因素的催化。强制隔离人员戒毒期间渴望得到亲朋好友的谅解和鼓励，为了达到更好的效果，把强制隔离戒毒人员家属、亲朋好友的鼓励、关爱的视频、语音等融入运动训练过程中，激发训练动力，提高训练效果。与此同时，也把戒毒人员平时训练的情况，用视频展示给其家属和朋友，让他们彼此相互鼓励和激励，提高训练效果的同时，搭建亲情纽带，最大限度地唤醒戒毒人员的安全感、责任感和归属感，进一步激发戒毒愿望。

"慧协助"实施过程中，戒毒人员×××妻子拍摄的小视频让所有看过的人心生触动。十多岁的女儿手举几张奖状说："爸爸，你几时回家？我好想你。爸爸你看，这是我最近荣获的奖状，过几天还有颁奖仪式，好想你参加，你能回来吧？爸爸，你几时回来？回来一定要好好工作，赚多点儿钱，我在家等你。"最后双手在头上做了一个大大的爱心形状。

五、慧回归，扬帆美好生活

在以上"四慧"的基础上，增加"三会科普讲座＋职业培训"助推系统，即在运动训练之余，进行"会动""会控""会鉴赏"系列主题讲座及体育知识科普教育，旨在使戒毒人员做到以下三点：第一，学习常见体育运动的正确姿态和动作，掌握体育运动过程中运动强度监控的简易方法，提高锻炼的安全性及效果；第二，了解体育比赛规则，学会欣赏丰富多彩的体育项目，培养高雅的、积极向上的生活情趣；第三，针对社会对健身、健康教练的大量需求，组织戒毒人员参加国家职业资格证书（健身教练）培训，进一步提升戒毒人员的自信、自尊水平，为其回归社会拓展就业渠道，促进其快速融入社会。

第二节　"慧动"运动戒毒方案模型——"一体两翼"

"一体两翼"中"体"是以身体运动功能训练为主体的体能训练，"两翼"

分别是以身体活动为主的素质拓展训练和以心理团辅为主的心理训练。体能训练的目的是让戒毒人员在充分体验运动带来的快乐的同时，掌握合理的日常生活及劳作模式，改善体质健康，提高基础体能及运动表现，逐渐养成良好的行为习惯，为回归社会就业提供先决条件。素质拓展和心理团辅旨在通过有针对性的、系列的、不同形式的身体活动和引导，提高戒毒人员的沟通、协作和社会交往能力，增强自信、自我效能感，延长戒断时间，降低对毒品的渴求，为戒毒人员出所后重返社会、融入社会奠定良好的心理基础。

一、主体——身体运动功能训练

功能性训练起源于 20 世纪 90 年代的美国康复治疗领域，经过几十年的发展，逐步成为一套独特的训练体系和方法。我国最早引入功能性训练是为了备战 2008 年北京奥运会，经过十多年、三届奥运会的训练实践，具有中国特色的功能性训练理论——身体运动功能训练体系渐趋成熟。

身体运动功能训练基于功能解剖学的人体运动链理论，以寻找人体运动链的薄弱环节为出发点，采用相应的训练手段强化弱链，旨在减少急、慢性运动损伤的前提下提高人体运动能力，挑战运动极限，最终达到提高健康生活水平的目的（尹军，2017）。相对于传统的体能训练方法和手段，身体运动功能训练具有明显的特点。

（一）强调基本动作模式的合理性

人类动作技能表现基于自身所具有的原始动作模式，包括蹲起、弓箭步、步态、体屈、体转、提拉等。这些原始动作模式是人体的基本动作模式，是人们从出生到老年，在日常生活中都需要使用的动作技能和生活技能的基础，也是身体运动功能训练的理论根基。

（二）强调动作训练的神经适应能力，体现"功能性"

身体运动功能训练注重动作的训练，而不是肌肉的训练，主要原因是：第一，以提高肌肉力量为目的的训练可提高肌肉力量，但不一定能提高动作水平；以强化动作为目的的训练既能提高动作水平，也能提高肌肉力量，因为任何动作的完成都需要力量；第二，肌肉力量大未必能完成某些简单的动作，因为任何一个动作的完成都不仅仅是肌肉力量的体现，而是多种身体能力的综合体现，如关节灵活性和稳定性、灵敏协调性等；第三，动作有难易，但无论多简单的动作都不是一块肌肉单独完成的，都需要其他肌肉的协同配合，如需要稳定肌固定相邻关节、协同肌协助用力、拮抗肌处于放松状态等，动作难度越大，需要神经肌肉协调程度越高。

（三）重视深层稳定肌的激活

肌肉按功能可以分为动力肌和稳定肌。动力肌一般在浅层，相对来说是质量、体积较大的肌肉，体表可触摸到，是完成各种屈伸、旋转动作的动力源，如股四头肌、肱二头肌、腹直肌等。稳定肌是指最深层的、与骨骼和关节直接相连的小肌肉群，起稳定关节、保护脏器的作用，如腹横肌、多裂肌，与韧带一起维持腹腔压力，稳固脊柱关节。例如某一局部稳定肌薄弱，在完成各种动作时不能适时激活发挥其应有的功能，动力肌就会补偿性地兼顾稳定肌的功能，不仅影响动作完成的质量和效果，而且局部负荷也会加重，导致急、慢性疼痛等不适症状。

（四）离心和向心力量并重，强调动作的可控性

以往的训练、测试手段主要强调向心收缩能力，但肌肉的离心收缩能力在生活、工作、运动中同样重要，它控制动作方向和速度。离心能力不够好，如同汽车刹车不灵，只能向前，却停不下来。生活中，如腹直肌向心力量大而离心力量不足，由躺姿到坐姿容易，但由坐姿到躺姿则难，会出现"摔"的感觉；如股四头肌、小腿三头肌的离心收缩能力差，下山或下楼梯时容易"腿软"跌倒。

（五）强调功能对称性

人体解剖结构是左右对称的，但日常生活、工作学习、运动中有很多不对称的单边动作（如刷牙、拖地、用手机、提重物等）导致两侧功能性不对称，出现斜肩、脊柱侧弯等不良姿态，长此以往会导致肩颈腰背疼痛等慢性不适症状，影响生活质量。功能性训练强调对称性，不仅指身体姿态、肌肉力量的对称性，还包括关节灵活性、稳定度和动作模式等的对称性。

（六）重视筋膜的改善

筋膜指位于皮肤深层或深入肌肉和身体各个器官的纤维组织，主要成分是成纤维细胞产生的胶原蛋白。在以往的教科书中，筋膜占很小的篇幅，训练实践中几乎没有提及。无论是外科手术治疗慢性背部疼痛，抑或运动员经过长期训练难以进步的时候，总会将注意力集中在肌肉、神经、骨骼以及肌肉协调性和力量方面。体育教学和训练一直把重心放在力量、耐力和协调性上，

关注的是肌肉、循环系统和神经系统，而忽略了筋膜。简而言之，筋膜在运动中的功能一直没有得到足够的关注。

最新研究认为：第一，筋膜是人体最大的感觉器官，其中的感受器多于肌肉，且总面积大于皮肤；第二，由运动过度引起的运动损伤，大多数发生在筋膜而不是肌肉，如大多数的重复性拉伤，多数都是关节囊、韧带、肌腱，即使是所谓的"肌肉撕裂"，明确的撕裂部位也不在红色的肌纤维，而是白色的胶原组织；第三，肌肉酸痛往往不是肌肉组织损伤引起的，包裹在肌肉外部的筋膜损伤才是主要原因，日常的肩肘关节问题、颈部疼痛、肌肉僵硬、头疼和足部问题（足跟骨刺）等与筋膜的紊乱程度密切相关。因此，筋膜的结构特点及相关理论越来越受到运动康复界及体能训练领域的重视。身体运动功能训练根据人体筋膜特点设计动作练习，利用筋膜可塑性进行拉伸、弹振等训练，以改善筋膜的健康水平。

二、辅翼——素质拓展

（一）素质拓展的起源与发展

素质拓展源于 Outward Bound（简称"OB"），在国外开展已有半个多世纪。OB 起源于第二次世界大战时期落水海员的获救经验，是对海员战争求生项目的培训。第二次世界大战时期，盟军一线战场的补给几乎全部靠船运输，在遭受德国纳粹的袭击沉没后，大部分船员葬身海底，只有极少数生还。英国救生专家对生还者统计发现：生还者并非年轻力壮的水手，而是意志坚定且懂得相互支持的中年人，他们活下来的关键在于他们有良好的心理。OB 的寓意是"出海的船"，意为一艘小船驶离平静的港湾，驶向波涛汹涌的大海，去迎接未知的挑战，去战胜一个个困难。

德国教育学家库尔特·哈恩（Kurt Hahn，1886—1974）对海员幸存者进行了大量的研究，并将研究成果做成训练计划，用于专门培养海员的生存训练。在此过程中他发现了许多训练求救本能以外的训练价值，因此形成了自己的教育理念。1941 年，哈恩和劳伦斯·霍尔特（Lawrence Holt）在威尔斯成立了 OB 学校，目前，OB 学校在全球五大洲已有近 50 所分校。

1970 年，香港成立了 OB 学校，这是中国第一个加入该国际组织的专业培训机构。1999 年该组织在广东肇庆建立了拓展训练基地，成为该基地组织下属的国内第一个培训基地。1995年，北京"人众人"公司的刘力将OB模式引入中国内地，创立了北京拓展学校，并将其培训产品注册命名为"拓展训练"。"拓展训练"这个中国本土化的名字逐渐由一个注册商标发展成为一种教育理念和学习模式，并被广泛应用到商业、教育和管理等各个领域。2002年，北京大学将拓展训练课引入大学，以"体育综合素质课"命名，即"素质拓展"。

什么是素质拓展？很长一段时间研究者对于"素质拓展"的概念并不清楚，大多将"素质拓展"等同于"拓展训练"。北京大学钱永健教授（2009）认为，广义的拓展类似OB，注重户外特点和冒险技能的学习，注重体验者内心的体验感受。狭义的拓展，是将管理游戏融入户外运动元素，按照体验式学习模式进行的一种团队教育活动，包括以"体育课"为代表的"拓展"，也包括心理学或管理学科开展的拓展训练等。

综上，素质拓展是狭义的拓展，是以学校拓展训练为主要呈现方式，在设定的陌生情景或特定的环境下，以身体为活动载体，以团队为组织形式，以游戏为活动内容，以提高参与者身体健康、心理健康和社会适应能力为目标，进而全面提高参与者综合素质的一种体验式学习模式。

（二）素质拓展的功能

1. 增强体质，促进身体健康

增强体质，提高身体健康水平是体育课的基本任务，素质拓展以"体育课"为主要呈现方式，即使在本源OB中，身体技能和体能训练也是很重要的一部分内容。因此，素质拓展方案的设计首先要考虑达到增强体质、促进身体健康的目的。经典的素质拓展项目，如"高空相依""空中单杠"能够锻炼学生的平衡能力，"挑战150"则能锻炼学生的心肺耐力，而"天梯"项目不仅需要很好的柔韧性，而且需要较强的力量和平衡能力，"逃避猛兽"则需要速度和灵敏素质。除了这些与体能消耗明显相关的项目，也可以通过改变拓展课的内容比重以及对传统项目的"改编"来达到提高身体素质的目的。

总之，无论是经典的素质拓展项目还是"变化"之后的素质拓展项目，个体通过挑战和完成任务后，能够提高心肺耐力、柔韧性以及放松神经肌肉等各项健康体能的要素，进而增强体质，最终达到"身体健康"的目的。

2. 改善心理素质，增进心理健康

素质拓展能够提高个体的身体素质，但其并不以考察体能为目的，而主

要通过情境或环境的改变造成心态的变化，将体能的锻炼转向心理与体能的完美融合，"体能消耗适中"是浅层次的目的，"心理挑战最大"则是更深层的目的。

第一，挖掘个体潜能，提高自信。素质拓展来源于OB，极限挑战是其主要内涵，也是体验式学习的核心要素。通过情境变化，不断挑战个体的心理极限，让其走出舒服区，突破盲点，最终实现自我的超越。在此过程中，因为成功体验的获得，使体验者增加对自我的肯定，提高自信。相关的拓展项目有"空中单杠""独木桥""空中钢索"等。

第二，磨炼意志，提高对挫折的容忍度。素质拓展是一种"求生与冒险"的学习，体验者会面对各种各样的挑战，遇到很多的困难，让人产生挫折感，但素质拓展活动的设置，大多会让参与者在同伴的配合、支持与鼓励下完成任务，获得积极体验。在这个过程中，个体会提高对挫折的容忍度，同时会磨炼意志，提高坚持性。这类活动有"徒步行军""沧海一粟""穿越电网"等。

第三，获得高峰体验，增强自我效能感。马斯洛认为，高峰体验是人们在自我实现的过程中，达到自我实现时所感受的一种短暂、豁达、极乐的体验，是一种趋于顶峰、超越时空、超越自我的满足与完美的体验。处于高峰体验的人具有最高程度的自我认同。素质拓展，能够为个体获得高峰体验提供机会，个体的高峰体验可以提高自我认同感及自我效能。

第四，培养创新意识。个体在体验一些"新奇"的活动时，面对思维的"盲区"，会突破思维定式并采用非常规的方法和手段，开拓出一些创新的意识和创新的行为。类似活动有"雷阵"。

3. 培养团队精神，提高社会适应能力

团队是素质拓展的主要组织形式，根据组织和团队学习理论，团队学习过程是个体学习如何与团体相互融合、相互适应的过程。

第一，培养团队精神。进行团队建设是素质拓展的第一课。拓展课程大多是要求个人与团队合作的项目，由不同个体组建的团队会随着课程的进行，凝聚主流意识，并最终形成自己的团队风格，而个体则要为适应团队做出改变，以提高团队的效率。

第二，提高沟通交流能力。只有认识自我和他人，才能更好地沟通和交流，沟通和交流也是良好人际关系的开端。素质拓展以认知自我和他人为基础，

在认识的基础上建立信赖关系，并因此成为团队合作的基础。在素质拓展中，"沟通和交流"的项目一般放在课程的前面，此类项目有"破冰相知""张冠李戴""答非所问""名字接龙"等。

第三，建立人际信任。素质拓展中的很多项目带有一定的风险性，需要成员之间建立一定的信任关系，而信赖是人际关系交往的基础。素质拓展中的很多项目，如"信任背摔""信任传递"等都需要成员间具备一定的信任基础。

第四，提高社会适应能力。素质拓展能够让成员感受集体与个人、共同目标与个人目标之间的关系，教授如何面对竞争与失败，如何进行合适的角色定位，如何与人沟通、与人协作，这都有助于提升成员的社会适应能力，使其步入社会后，能更好地融入职场、适应社会。

三、辅翼——心理团辅

（一）心理团辅的起源与发展

心理辅导起源于欧美，与此同时，团体心理辅导与治疗也在欧美发展起来，许多心理学家和精神病学家为它的发展作出贡献。美国内科医生纳瑟夫·普瑞特（Joseph Pratt，1872—1956）于1905年组织了一个由20多位肺病患者组成的治疗小组，采用讲课、讨论、现身说法等形式开展集体心理治疗，这也成为团体心理治疗的雏形，当年采用的治疗技能、技术有很多目前仍在使用，因此，普瑞特被认为是"团体心理辅导与治疗之父"。

1909年，精神科医生兼牧师马什（Marsh）开始尝试以团体心理治疗的方式治疗精神病人，他是第一个把团体心理治疗方式引进精神病治疗与康复工作的精神科医生。1920年，维也纳精神病医生莫雷诺（J.L.Moreno）创编了一种团体心理辅导与治疗的新方式——心理剧；1932年，莫雷诺在他的一篇文章中首次使用了"团体心理治疗"这一术语；20世纪30年代初，斯拉夫森在纽约开创性地运用团体心理治疗的方式诊断和治疗有行为问题的青少年，但团体辅导与治疗真正的发展并走向实用是在第二次世界大战之后。

第二次世界大战造成上千百万人流离失所，大批士兵出现精神障碍，单靠个体心理辅导与治疗已远不能满足社会需要，在此背景下，团体心理辅导与治疗得到重视，并迅速发展起来。战争中，精神病学家福克斯和精神科医生柏恩（Wilfred Bion，1897—1979）开始在军中尝试团体心理辅导与治疗。

　　在团体心理治疗史上有十分重大意义的是美国"国家训练实验室"的建立。19世纪40年代，德裔美国社会心理学家勒温（Kurt Lewin）提出了"集体动力学"和"场论"，并指导建立了"国家训练实验室"，又称"人际关系训练实验室"（National Training Laboratory，NTL），实现了服务对象从有心理或行为问题的人向普通正常人的拓展，实现了服务内容从矫正性治疗向发展性教育和培训的转移，"团体心理辅导"（简称心理团辅）这一概念开始为人们所熟悉。

　　1949年，美国精神病专家沃尔夫（Wolf）首先将精神分析理论应用于团体心理治疗，20世纪50年代，行为治疗开始兴起，美国心理学家和精神病专家拉扎勒斯首先将以学习为基础的行为治疗法应用于团体心理治疗；60年代，人本主义心理学兴起，罗杰斯（C.R.Rogers）等人倡导"人类潜能运动"，其中心概念是人的自我实现，这对团体心理辅导与治疗产生了重大影响，特别是罗杰斯的"会心团体"（encounter group）受到社会各方的欢迎，团体辅导理论从此进入日常生活，受到社会上越来越多人的关注，逐渐形成现在的心理团辅理论与实践体系。

二、 心理团辅理论依据

（一）多维度心理矫治理论

　　"CMSDEF"多维度心理矫治模式是通过学术理论研究与临床实验经验结合而总结出来的成瘾行为心理治疗模式。以多维度的干预全面对成瘾行为进行心理矫治，其中包括六个维度：C（认知）、M（动机）、S（技能）、D（脱敏）—E（心理能量）—F（关系）。

　　C（认知）：对戒毒以及毒品危害的认识，正确的毒害认知和戒毒认知是戒毒的第一步。改变不良的认知，可以促进情感和行为方面的改变。

　　M动机：戒毒的动机，即一个人有多大的愿望和决心戒毒，是戒除毒瘾的内在动力。

　　S技能：抵制毒品的能力，包括学会如何拒绝毒品、提高应对挫折的能力、学会处理负面情绪等。

　　D脱敏：对复吸的敏感性。即戒毒人员回到社会，遇到诱惑的情境时，引起复吸的冲动程度。

　　E心理能量：一个人对自己的信心、价值感和对身体的掌控感。戒毒人员因长期使用毒品，戒毒时常出现自卑、悲观等感受，自我心理能量不足。

F关系：家庭关系、同伴关系等人际支持因素。人在社会中不是孤立的，人的存在是各种关系发生作用的结果，人正是通过和别人发生作用而发展自己，从而实现自己的价值。

通过"CMSDEF"矫治模式，聚焦吸毒人员戒毒困难的社会心理因素，可帮助戒毒人员掌握自我管理技能，消除吸毒记忆和感受等致敏源，提高心理正能量，加强与家庭和社会的连接，激发和强化戒毒动机，提高戒毒信心。

2.阶段改变理论

阶段改变理论由美国普罗查斯卡（Prochaska）和迪克莱门特（Diclemente）提出，最早应用于戒烟活动，后来广泛应用于吸毒、酗酒、减肥和体育锻炼等领域。该理论认为，人的行为的改变是一个循环的、发展性的、阶段性的、连续的动态变化的过程，其包含前思考、思考、准备、行动、维持、循环和复发六个阶段。不同的阶段，促使其变化的策略也是不一样的。因此，根据不同阶段行为改变心理特征。采取相应的策略，将有效地指导人们进行阶段行为的改变。阶段改变理论在戒毒行为方面有着重要的指导意义，成功戒毒可以看作是一种成功的改变，针对处于不同改变阶段的戒毒人员，引导他们"在对的时间做对的事"，推动他们对戒毒进行思考，为达到成功戒毒的目标做出行动，能够增强和巩固戒毒矫治的效果。

3.PDCA管理

PDCA是指目标管理中的四个环节。P（plan）计划，确定目标和活动目标；D（do）执行，实现计划中内容；C（check）检查，总结执行计划中的效果，找出问题及反省；A（action）行动，对总结检查的结果进行处理调整修正，积累经验找出规律，促进成长。

第三节 "慧动"运动戒毒助推系统

一、"三会"科普讲座

戒毒人员在强制隔离戒毒所进行运动训练，其安全性及有效性都是可期的，因为运动训练方案由专家团队及教练设计并实施，还有强制隔离戒毒所专班民警及医务人员的监督，但"慧动"运动戒毒的目的不仅限于戒毒人员强制隔离戒毒所内身心健康水平的提高，更注重其出所后的生活状态。第一，戒毒人员能否养成自主运动的习惯，以"动瘾"代替毒瘾；第二，戒毒人员出所后能否保证自主运动的安全性、科学性和有效性；第三，戒毒人员能否以积极向上的兴趣爱好代替不良嗜好，远离毒品。因此，"慧动"运动戒毒方案除"一体两翼"的实操内容外，还包括一个助推系统——"三会"（"会动""会控""会鉴赏"）系列科普讲座，以促进运动戒毒最终目标的实现。"会动"让戒毒人员结合运动中的实操动作，了解并掌握各种运动的正确姿态，减少运动中不必要的损伤；"会控"让戒毒人员学习并掌握心率的简易测量方法、运动强度计算方法、体育锻炼原则等，保证运动安全有效；"会鉴赏"让戒毒人员了解喜闻乐见的体育比赛的规则，学会欣赏体育运动，旨在进一步巩固运动效果，帮助其养成良好的行为习惯，为"慧回归"做好准备。

二、国家职业资格认证培训——社会体育指导员（健身教练）

工作性质含金量不高、收入较低是强制隔离戒毒人员的特点之一。为了落实司法部下达的运动戒毒工作，广东省禁毒委员会办公室、广东省社会治安综合治理办公室、广东省公安厅、广东省民政厅、广东省司法厅及广东省人力资源与社会保障厅等9单位联合发文《关于加强阶段康复人员就业扶持和救助服务工作的实施意见》，明确：依据戒毒康复人员特点，开设实用和社会就业需求量大的培训项目……依托各类培训机构，大力开展就业、创业和劳动技能等培训。社会体育指导员（健身教练）社会需求量较大，本项目实施过程中，选拔一批对运动健身有兴趣、有潜力的戒毒人员进行国家职业资格认证培训，力争让他们实现自己的梦想，成为"特色健身教练"，提高自尊水平，为快速融入社会，寻找稳定、理想工作提供更多的机会，通过其自我价值的实现，延长戒断时间，甚至戒断毒瘾。

第四章 "慧动"运动戒毒训练

第一节 "慧动"运动戒毒训练方案设计

一、"慧动"运动戒毒训练方案模型

"慧动"运动戒毒方案分四部分：第一部分是以身体运动功能训练为主的体能训练，频率为 3 次 / 周，训练有效时间为每周 60 分钟，每次训练课至少 3 个主题（如关节灵活性、平衡稳定性、功能性力量）；第二部分和第三部分分别为素质拓展和心理团辅，频率均为 1 次 / 周，时长为每次 90 ~ 120 分钟，每次一个主题；第四部分为"三会"科普讲座 + 职业培训，"三会"即"会动""会控""会鉴赏"，每两周一次，每次 40 ~ 60 分钟 / 次；另外，在出所前聘请专业结构进行社会体育指导员（健身教练）国家职业资格证书培训。以上四个部分构成了"一体两翼 + 助推系统"的飞机模型（图 4-1）。

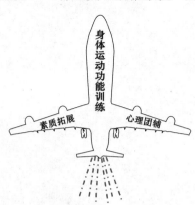

"三会"科普讲座 + 职业培训

图 4-1 "慧动"运动戒毒方案模型

（二）"慧动"运动戒毒阶段划分及目标任务

从 2018 年 7 月开始，广东省戒毒管理局在全省各戒毒单位大力推进全国司法行政戒毒工作基本模式（以下简称基本模式），基本模式的基本框架是以分期分区为基础、以专业中心为支撑、以科学戒治为核心、以衔接帮扶为延伸。运动戒毒工作需要从运动训练角度考虑，同时要结合基本模式的基本框架、流转和运作等实际。因此，基于时间维度对强制隔离戒毒人员从入所到出所全过程进行了阶段划分，即适应训练阶段、基础训练阶段、提高训练阶段和巩固训练阶段(表4-1)，每个训练阶段在空间维度上对应不同的功能区。

基于强制隔离戒毒人员的身体和心理特点、戒毒规律及强制隔离戒毒管理模式，专家团队与戒毒所相关工作人员一起确定了阶段训练目标任务，制订了月计划、周计划及每次课的训练方案。为了保证运动戒毒方案的顺利实施，考虑到广东春季多雨，根据广东省某强制隔离戒毒所的场地条件，因地制宜，制定了雨天备选训练方案（表4-2 ~ 表4-6）。

表4-1 "慧动"运动戒毒阶段划分及目标任务

功能区	生理脱毒区	教育适应区	康复巩固区		回归指导区
训练阶段	适应训练阶段		基础训练阶段	提高训练阶段	巩固训练阶段
目标任务	（1）医学筛查排除不适合运动的戒毒人员；（2）体质、体能、心理等测试，为检验效果提供客观数据；（3）体能训练以中低强度为主，学习身体运动功能训练动作，为基础训练做准备；（4）素质拓展和心理社团辅以激发运动戒毒动机为主		（1）体能训练逐渐加大运动强度，以中等强度为主，采用由易到难的自重训练方法，以及利用辅助器械进行平衡稳定、功能力量、灵敏协调、快速伸缩复合等主题的训练；（2）素质拓展和心理社团辅以快乐练习、挫折教育为主题，激发运动戒毒热情	（1）体能训练以中高强度为主，在前期训练的基础上挑战个人极限，使体质达到正常水平，具备良好的基础体能；（2）学习体能训练理论与方法，参加社会体育指导员认证培训；（3）素质拓展和心理社团辅以合作交往行为，提高人际交往与信任	（1）体能训练以中高强度为主，巩固训练效果的同时，协助教练和民警进行体能训练服务；（2）素质拓展和心理社团辅主题为积极进取、挑战自我、回归社会
理念	破茧、点燃希望		"输血"，树立坚定信念	"造血"，协助人生规划	绽放、追逐梦想
时间	入所第1～2个月		入所第3～5个月	入所第6～12个月	入所第13个月至出所
训练时间	1～2个月		3～4个月	6个月以上	1～3个月

三、"慧动"运动戒毒月计划及周安排

"慧动"运动戒毒月计划及周安排内容详见（表4-2、表4-3）。

表4-2 "慧动"运动戒毒月计划及周安排（晴天室外）

周次	时段	周一	周二	周三	周四	周五
1	上午	机动安排	素质拓展：展翅重飞	体能训练：内容与本周一相同	心理团辅：毒品危害及戒毒	体能训练：内容与本周一相同
	下午	体能训练：根据FMS测试结果选择主题，并分组训练	春节期间作业（大队负责，教练、民警协助）	机动安排	趣味协调性练习：动态石头、布（大队负责，民警协助）	机动安排
2	上午	机动安排	素质拓展：赶走大毒魔	体能训练：内容与本周一相同	心理团辅：耍训练、要戒毒	体能训练：内容与本周一相同
	下午	体能训练：主题与前周同，根据情况适当增加难度	科普讲座：足球比赛规则及鉴赏	机动安排	趣味协调性练习：动态石头、布（大队负责，民警协助）	机动安排
3	上午	机动安排	素质拓展：我的墓志铭（遗嘱）	体能训练：内容与本周一相同	心理团辅：挫折训练	体能训练：内容与本周一相同
	下午	体能训练：主题同第一周，学习新的训练手段	机动安排	机动安排	趣味协调性练习：一枪打四鸟（大队负责，教练、民警协助）	机动安排

周次	时段	周一	周二	周三	周四	周五
4	上午	机动安排	素质拓展：戒毒界新秀	体能训练：关节灵活性、下肢爆发力、躯干核心力量	心理团辅：交往与合作	体能训练：关节灵活性、上肢爆发力、平衡稳定性
	下午	体能训练：关节灵活性、上肢爆发力、平衡稳定性	科普讲座：跑姿优劣鉴别	机动安排	趣味协调性练习：一枪打四鸟（大队负责，教练、民警协助）	机动安排

注：晴天情况下，所有的活动都在室外田径场进行，如气温比较高，太阳比较晒，则调整训练时间。

表4-3 "慧动"运动戒毒月计划及周安排（雨天室内）

周次	时段	周一	周二	周三	周四	周五
1	上午	机动安排 地点：多功能课室	素质拓展：展翅重飞 地点：教育戒治楼大厅	体能训练：内容与本周一相同 地点：健身房或教育戒治楼大厅	心理团辅：毒品危害及戒毒 体能训练：鬼步舞 地点：多功能课室	体能训练：垫上运动 地点：健身房或教育戒治楼大厅
	下午	体能训练：FMS纠正训练 地点：教育戒治楼大厅	春节期间作业 地点：多功能课室	机动安排 地点：多功能课室	心理团辅：毒品危害及戒毒 体能训练：鬼步舞 地点：教学楼	机动安排 地点：多功能课室
2	上午	机动安排 地点：多功能课室	素质拓展：赶走大毒魔 地点：教育戒治楼大厅	体能训练：内容与本周一相同 地点：健身房、教育戒治楼大厅	心理团辅：要 戒毒 体能训练：鬼步舞 地点：大队部多功能课室	体能训练：内容与本周一相同 地点：健身房或教育戒治楼大厅

续表

周次	时段	周一	周二	周三	周四	周五
2	下午	体能训练：主题与前周相同，根据训练情况适当增加难度 地点：健身房	科普讲座：足球比赛规则及鉴赏 地点：多媒体课室	机动安排 地点：多功能课室	心理团辅：要训练、要戒毒 地点：多功能课室	机动安排 地点：多功能课室
3	上午	机动安排 地点：多功能课室	素质拓展：我的墓志铭（遗嘱）地点：多媒体课室	体能训练：内容与本周一相同 地点：健身房、教育戒治楼大厅	心理团辅：挫折训练 协调性练习：一枪打四鸟 地点：多功能课室	体能训练：内容与本周一相同 地点：健身房或教育戒治楼大厅
	下午	体能训练：主题同，学习新的训练手段 地点：健身房	鬼步舞 地点：多功能课室、教学楼	机动安排 地点：多功能课室	心理团辅：挫折训练 协调性练习：一枪打四鸟 地点：多功能课室	机动安排 地点：多功能课室
4	上午	体能训练：关节灵活性、上肢爆发力、平衡稳定性 地点：健身房、大厅	素质拓展：戒毒界新秀 地点：教育戒治楼大厅	体能训练：关节灵活性、下肢爆心力量、躯干核心力量 地点：健身房、教育戒治楼大厅	心理团辅：交往与合作 协调性练习：一枪打四鸟 地点：教学楼	体能训练：关节灵活性、上肢爆发力、平衡稳定性 地点：健身房或教育戒治楼大厅
	下午	体能训练：关节灵活性、上肢爆发力、平衡稳定性 地点：健身房、大厅	科普讲座：跑姿优劣鉴别 地点：多功能教室	机动安排 地点：多功能教室	心理团辅：交往与合作 协调性练习：一枪打四鸟 地点：多功能教室	机动安排 地点：多功能教室

注：阴雨天情况下，所有的活动都在安排在室内进行，根据具体情况调整内容。

第二节 主体——身体运动功能训练

一、阶段计划及任务

阶段计划及任务内容详见表 4-4。

表 4-4 身体运动功能训练阶段计划与任务

功能区	生理脱毒区	教育戒治区	康复巩固区		回归指导区
训练阶段	适应训练阶段	基础训练阶段	提高训练阶段		巩固训练阶段
主要内容	学习身体运动功能训练动作，以中低强度为主，以 FMS 纠正动作练习为主要内容，改善戒毒人员关节灵活性、平衡稳定性和功能性力量	逐渐加大运动强度，以中等强度为主，采用由易到难的自重训练方法，以及利用辅助器械进行平衡稳定、功能力量、灵敏协调、快速伸缩复合等主题训练	（1）以中高强度为主，在前期训练基础上挑战个人极限，使体质达到正常水平，具备良好的基础体能（2）学习体能训练理论与方法，参加社会体育指导员国家职业资格认证培训		以中高强度为主，巩固训练效果的同时，协助教练和民警警进行体能训练服务
任务	为基础训练做准备	改善体能，接近同龄人水平	提高体能，达到同龄人水平		巩固体能水平，养成良好行为习惯
时间	入所第 1～2 个月	入所第 3～5 个月	入所第 6～12 个月		入所第 13 个月至出所
训练时间	1～2 个月	3～4 个月	6 个月以上		

二、月计划及周安排

月计划及周安排内容详见表4-5和表4-6。

表4-5 阶段训练主题安排（适应训练阶段）

周次	主题	主要内容及形式	备注说明
1	（1）关节灵活性； （2）动作模式； （3）上下肢力量； （4）平衡稳定性	（1）据FMS测试情况，选择不同FMS纠正性动作练习和静态拉伸； （2）根据预实验情况选择个人最高难度动作练习； （3）静态平衡：单脚站立、闭眼单脚站立	（1）拉伸动作有几十种，每周学习一套（3个）动作； （2）关节灵活性、动作模式训练贯穿始终，两周后动作模式训练融合到躯干核心力量、上下肢力量练习中； （3）一周内，上肢（下肢）力量训练安排不连续，至少间隔48小时，确保恢复，避免损伤； （4）每周、每节课的动作难度是否升级，视戒毒人员具体情况确定（每次训练课后课题组协商，从现有动作库中选择合适难度动作）； （5）丰富、有趣是设计原则之一。因此，游戏、循环训练、间歇训练等，每次训练课要设计不同内容
2	（1）关节灵活性； （2）速度灵敏协调； （3）平衡稳定性； （4）上下肢力量	（1）上周动作＋筋膜弹振拉伸； （2）单一动作反应练习； （3）（不稳定平面支撑）静态平衡练习； （4）重复上周内容，以达到特定数量为原则	
3	（1）关节灵活性； （2）躯干核心力量； （3）动作模式； （4）上下肢爆发力	（1）原地动态拉伸第一组＋筋膜弹振拉伸； （2）选择个人最高难度动作练习； （3）FMS纠正性练习第二组； （4）基础爆发力练习：高跳、仰卧抛药球	
4	（1）关节灵活性； （2）躯干核心力量； （3）上下肢爆发力； （4）平衡稳定性	（1）原地动态拉伸第二组＋筋膜弹振拉伸； （2）重复上周动作内容； （3）难度升一级动作（增加负重）； （4）基础版动态平衡练习：闭眼原地踏步	
5	（1）关节灵活性； （2）速度灵敏协调； （3）躯干核心力量； （4）上下肢力量	（1）行进间动态拉伸第一组＋筋膜弹振拉伸； （2）听、看信号的单一动作反应练习； （3）升一级动作：由四点支撑到三点支撑； （4）升一级动作，如分腿蹲、引体向上	
6	（1）关节灵活性； （2）上下肢力量； （3）躯干核心力量； （4）平衡稳定性	（1）行进间动态拉伸第二组＋筋膜弹振拉伸； （2）升二级动作：在上周动作基础上负重； （3）重复上周内容； （4）动态平衡：闭眼走直线、水上漂	
7	（1）关节灵活性； （2）躯干核心力量； （3）速度灵敏协调； （4）上下肢爆发力	（1）行进间动态拉伸第三组＋筋膜弹振拉伸； （2）动作升级：设置一个不稳定支撑点； （3）反向信号的动作反应练习； （4）简易动作有氧操1	
8	（1）关节灵活性； （2）速度灵敏协调性； （3）平衡稳定性； （4）上下肢爆发力	（1）行进间动态拉伸第四组＋筋膜弹振拉伸； （2）听信号快速变向跑练习第一组； （3）动态平衡＋动作模式：游戏1、2、3； （4）简易动作有氧操2	

表4-6 阶段训练主题安排（提高训练阶段）

周次	主题	主要内容及形式	备注说明
1	（1）关节灵活性； （2）速度灵敏协调性； （3）平衡稳定性； （4）上下肢力量	（1）动态拉伸第五组＋筋膜弹振拉伸； （2）听信号快速变向跑练习第二组； （3）动态平衡＋动作模式：游戏4、5、6； （4）动作难度升级或负重	（1）心肺功能练习不刻意安排，在躯干核心力量、上下肢力量、上下肢爆发力、灵敏协调训练过程中，强度控制在60%～80%的间歇训练，心肺功能可以同时得到提高； （2）每一种方式的综合性训练都可以达到提升多个训练效果的目的，持续时间均为10分钟左右
2	（1）关节灵活性； （2）平衡稳定性； （3）速度灵敏协调性； （4）上下肢爆发力； （5）躯干核心力量； （6）上下肢力量； （7）心肺功能	（1）综合性游戏1； （2）难度动作升级有氧操1； （3）循环训练1、2、3； （4）间歇训练1、2、3； （5）体能绳练习1、2、3	
3	（1）关节灵活性； （2）平衡稳定性； （3）速度灵敏协调性； （4）上下肢爆发力； （5）躯干核心力量； （6）上下肢力量； （7）心肺功能	（1）综合性游戏2； （2）难度动作升级有氧操2； （3）循环训练4、5、6； （4）间歇训练4、5、6； （5）体能绳练习1、2、3	
4	（1）关节灵活性； （2）平衡稳定性； （3）速度灵敏协调性； （4）上下肢爆发力； （5）躯干核心力量； （6）上下肢力量； （7）心肺功能	（1）难度动作升级有氧操3； （2）循环训练7、8、9； （3）间歇训练7、8、9； （4）间歇训练4、5、6； （5）体能绳练习1、2、3	

三、实操训练模块

本部分内容主要以图片和手机扫码看视频（大多数由参加运动戒毒的人员在训练的过程中协助拍摄）形式展现，展示的练习是训练内容的一部分。由于篇幅有限，每个主题模块仅拍摄有代表性的一两个动作，读者了解其动作原理、要领后，可以举一反三，创造性地设计相关练习。另外，练习中用到的辅助设备，在生活中或其他公共场所均可以找到替代物，如波速球、平衡盘可以用装水的暖水袋代替，跳箱可以用台阶代替、小栏架可以用废弃的鞋盒代替，哑铃可以用矿泉水瓶代替，有同伴的练习可以考虑和家人、朋友一起做等，这也是"慧动"运动戒毒方案设计考虑的主要方面之一——实用性。

（一）关节灵活性（柔韧性）

从解剖学的角度来讲，柔韧性（flexibility）指一个或几个关节的活动范围；从功能角度讲，柔韧性是指一个或几个关节在最大活动范围内自如、流畅活动的能力。在剑桥英语词典中，灵活性（mobility）一词融合了以上两层意思，拓展了柔韧性的概念，即关节主动或被动自如、流畅活动的能力。因此，随着人们对人体运动功能理解的加深，柔韧性有被关节灵活性代替的趋势。鉴于目前学术界混用身体柔韧性和关节灵活性这两个词，因此，在本书中两个词是同义。

关节灵活性的训练方法以拉伸为主，主要包括静态拉伸、动态拉伸、筋膜拉伸及本体感觉神经肌肉促进（Proprioceptive Neuromuscular Facilitation，PNF）拉伸。

1. 静态拉伸

静态拉伸使用最广泛，主要通过缓慢的动作，将肌肉、韧带等软组织拉长到一定程度，在关节达到功能性最大活动范围时保持一段时间，以达到增加肌肉、韧带等其他软组织的伸展性的目的。静态拉伸如图 4-2 ~ 图 4-11。

静态拉伸 1：胸锁乳突肌拉伸

训练目的： 增加胸锁乳突肌伸展性，改善颈部关节活动度。

场地器材： 2 米 ×2 米平整空地。

动作要求： 身体直立，抬头挺胸，下颌微收，双臂自然垂于体侧；头部向右侧旋转，微微抬头，直至左侧胸锁乳突肌有中等以上程度的牵拉感，保持 10 ~ 30 秒后还原。左右两侧交替进行。

注意事项： 躯干保持稳定，手掌根用力下压效果会更好。

组数与次数： 10 ~ 30 秒 / 次；3 ~ 5 次 / 侧 / 组，1 ~ 2 组。

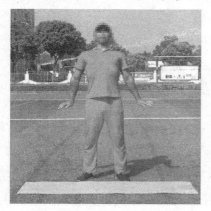

图 4-2　胸锁乳突肌拉伸

静态拉伸 2：肱二头肌拉伸

训练目的： 增加肱二头肌伸展性，改善肩关节活动度。

场地器材： 2 米 ×2 米平整空地、椅子（或栏杆）。

动作要求： 站姿，一脚向前迈出成弓步，手臂最大幅度向后伸展，大拇指向下置于椅背（或栏杆）上面；然后身体重心前移，慢慢下蹲，当肱二头肌有中等程度以上牵拉感或微痛时，保持 10 ~ 30 秒后还原。左右两侧交替进行。

注意事项： 在整个拉伸过程中，肘关节始终保持伸直状态，身体保持直立。

组数与次数：10 ～ 30 秒 / 次；3 ～ 5 次 / 侧 / 组，1 ～ 3 组。

变换方式：手臂后伸，双手交叉，双臂用力使肩关节最大幅度向后伸展。

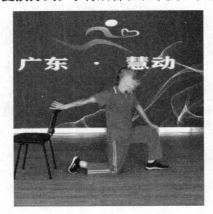

图 4-3　肱二头肌拉伸

静态拉伸 3：肱三头肌拉伸

训练目的：增加肱三头肌伸展性，改善肩关节活动度。

场地器材：2 米 ×2 米平整空地。

动作要求：坐位或站立位，保持躯干挺直，将双臂举过头顶，双臂屈曲，右手置于肩背部后方，左手向后下方拉右肘关节，使右侧肱三头肌产生中等程度以上牵拉感或微痛，保持 10 ～ 30 秒后还原。左右两侧交替进行。

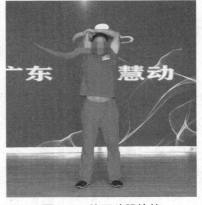

图 4-4　肱三头肌拉伸

注意事项：身体保持正直，肘关节尽量屈曲。

组数与次数：10 ~ 30 秒 / 次；3 ~ 5 次 / 侧 / 组，1 ~ 3 组。

静态拉伸 4：胸大肌拉伸

训练目的：增加胸大肌伸展性，改善肩关节活动度。

场地器材：2 米 ×2 米平整空地、稳定的高于肩的支撑物。

动作要求：站在支撑物一侧，一侧手臂屈肘外展，掌心向前，前臂垂直贴放在支撑物边缘，肘关节与肩同高；然后同侧的腿向前一步成弓箭步，收腹挺胸，沉肩；身体重心慢慢前移，当胸大肌有中等程度以上牵拉感或微痛时保持 10 ~ 30 秒后还原。左右两侧交替进行。

注意事项：在整个拉伸过程中身体保持正直。

组数与次数：10 ~ 30 秒 / 次；3 ~ 5 次 / 侧 / 组，1 ~ 3 组。

变换方式：坐在椅子上，两手在头后交叉，双臂屈肘外展；同伴站在背后，双手放在被拉伸者肘部前面，掌心向后，均匀用力向后拉。

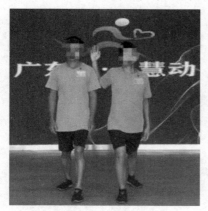 

图 4-5　胸大肌拉伸

静态拉伸 5：腹肌拉伸

训练目的：增加腹直肌、腹内斜肌、腹外斜肌伸展性，改善躯干关节灵活性。

场地器材：2 米 ×2 米平整空地、瑜伽垫。

动作要求： 俯卧姿，双手置于肋部两侧，掌心朝下，慢慢撑起躯干至最大幅度（髋关节不离开地面），保持 10 ～ 30 秒后还原。拉伸腹内、外斜肌时，一侧手移至腰间，做推起动作时，躯干转向腰间侧手的方向。

注意事项： 髋关节尽量贴近地面，保持正常呼吸，不要憋气。

组数与次数： 10 ～ 30 秒 / 次；3 ～ 5 次 / 侧 / 组，1 ～ 3 组。

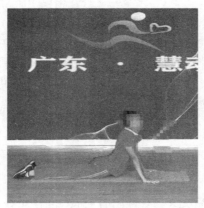

图 4-6　腹肌拉伸

静态拉伸 6：臀大肌拉伸

训练目的： 增加臀大肌伸展性，改善髋关节灵活性。

场地器材： 2 米 ×2 米平整空地、瑜伽垫。

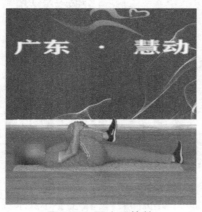

图 4-7　臀大肌拉伸

动作要求：仰卧，两腿伸直，双臂放于身体两侧，一侧腿屈膝抬起，另一侧腿伸直紧贴地面，双手交叉置于屈曲腿的膝关节下方胫骨粗隆处，用力拉腿向胸部靠拢，呼气，保持 10 ~ 30 秒，然后慢慢还原至初始姿势。连续几次后换另一侧，左右两侧交替进行。

注意事项：用力拉伸时呼气。

组数与次数：10 ~ 30 秒 / 次；3 ~ 5 次 / 侧 / 组，3 ~ 5 组。

静态拉伸 7：梨状肌拉伸

训练目的：增加梨状肌伸展性，提高髋关节灵活性。

场地器材：2 米 × 2 米平整空地、瑜伽垫。

动作要求：仰卧，双腿屈膝抬起，拉伸侧腿屈膝外展，其小腿踝关节置于另侧大腿靠近膝关节处，然后双手交叉置于辅助腿膝关节后、腘窝上方，用力拉大腿向胸前靠拢，被拉伸侧梨状肌有中等程度牵拉感或微痛时，保持 10 ~ 30 秒后还原。连续几次后换另一侧，左右两侧交替进行。

注意事项：用力拉伸时呼气。

组数与次数：10 ~ 30 秒 / 次；3 ~ 5 次 / 侧 / 组，1 ~ 3 组。

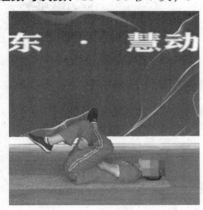

图 4-8　梨状肌拉伸

静态拉伸 8：股四头肌拉伸

训练目的：增加股四头肌伸展性，改善髋关节灵活度。

场地器材：2 米 ×2 米平整空地、瑜伽垫。

动作要求：站姿，首先用手扶住固定物保持身体平衡，一侧腿屈膝使脚向上抬起，同侧手抓住脚踝，慢慢用力，将小腿慢慢拉向大腿，使小腿尽量向大腿靠近至股四头肌有中等程度牵拉感或微痛感，保持 10 ~ 30 秒后还原。左右两侧交替进行。

组数与次数：10 ~ 30 秒 / 次；3 ~ 5 次 / 侧 / 组，1 ~ 3 组。

注意事项：上体保持正直，避免骨盆前倾。

变换方式：跪姿股四头肌拉伸。

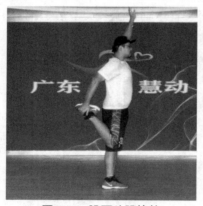

图 4-9 股四头肌拉伸

静态拉伸 9：腘绳肌拉伸

训练目的：增加腘绳肌群伸展性，改善髋关节灵活性。

场地器材：2 米 ×2 米平整空地、瑜伽垫。

动作要求：坐姿，拉伸腿前伸，另一侧腿屈膝外展，脚底紧贴拉伸腿内侧，双手尽量前伸抓住拉伸侧的脚，胸部尽量靠近大腿，屈髋下压，最大幅度时保持 10 ~ 30 秒，然后还原。左右两侧交替进行。

注意事项：胸部接近大腿，抬头眼睛正视前方，保持肩颈与背部平直。

组数与次数：10 ～ 30 秒 / 次；3 ～ 5 次 / 侧 / 组，1 ～ 3 组。

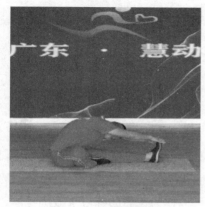

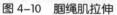
图 4-10 腘绳肌拉伸

静态拉伸 10：小腿三头肌拉伸

训练目的：增加小腿三头肌伸展性，改善踝关节灵活性。

场地器材：2 米 × 2 米平整空地、瑜伽垫。

动作要求：俯身，将双手置于正前方的地面，屈髋成倒"√"形，一侧脚置于拉伸腿小腿后方，拉伸侧脚用力向下踩，身体重心后移（或将手慢慢向脚尖方向移动），使拉伸腿小腿三头肌有中等以上程度的牵拉感。左右两侧交替进行。

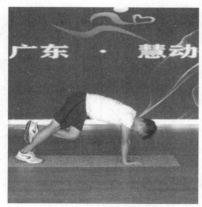

图 4-11 小腿三头肌拉伸

注意事项：拉伸过程中膝关节尽量伸直。

组数与次数：10 ~ 30秒/次；3 ~ 5次/侧/组，1 ~ 3组。

变换方式：单脚或双脚站在台阶边沿，脚跟悬空，用力向下踩（踝关节背屈）。

2. 动态拉伸

动态拉伸是指有节奏、速度较快地多次重复同一动作（如挥摆、旋转、踢等各种动作形式），从而使四肢或身体其他关节达到最大活动幅度的运动形式。相对于静态拉伸，动态拉伸整合多个关节参与拉伸练习，不会降低体温，能更有效地提高身体温度，且与具体运动项目结合，利于专项运动表现的发挥。目前，多数的动态拉伸动作都体现了田径、武术、排球、篮球、足球、网球、乒乓球、羽毛球等专项体育项目的动作特点，既可以作为普通的练习来锻炼身体，提高身体健康水平，也可为较快地进入专项运动做好准备（图4-12 ~ 图4-20）。

动态拉伸1：站姿胸椎旋转

训练目的：提高胸椎旋转灵活性。

场地器材：2米 ×2米平整空地。

动作要求：双脚开立，略宽于肩，脚尖向前；屈膝屈髋成运动姿；双臂屈肘外展，双手头后交叉；腰背挺直；躯干向一侧旋转至最大幅度，停留2 ~ 3秒，然后还原为中正位，连续几次后向另一侧旋转。左右侧交替进行。

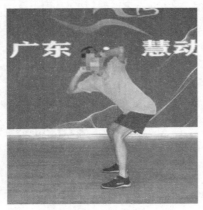

图 4-12　站姿胸椎旋转

注意事项：旋转时呼气。

组数与次数：3 ~ 5次/侧/组，1 ~ 3组。

动态拉伸2：多方向弓步

训练目的：提高下肢关节灵活性及身体动态稳定性。

场地器材：2米×2米平整空地。

动作要求：直立，双手叉腰，右腿提膝向前迈步，落地呈右前弓步，右脚蹬地还原为站立姿态；然后同样的动作，右腿依次向右、后落地呈右侧弓步、右后弓步。完成三个方向弓步拉伸换另一侧，左右两侧交替进行。

注意事项：支撑腿的膝关节充分伸展，躯干直立，自然呼吸。

组数与次数：一侧腿完成三个方向弓步拉伸为一组，3 ~ 5组/侧。

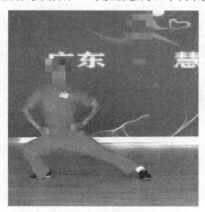

图4-13 多方向弓步

动态拉伸3：抱膝提踵走

训练目的：增加髋关节活动幅度，提高踝关节的平衡稳定性。

场地器材：2米×20米平整空地。

动作要求：自然站立，屈膝抬腿并用双手抱住抬起侧小腿，用力拉，让腿尽可能靠向胸部，支撑腿始终伸直并与地面垂直，抬起腿靠向胸部的同时支撑腿提踵（即踝关节背屈），然后抬起腿向前迈步落地支撑。同样的动作左右两侧交替进行。

注意事项： 练习时，躯干始终保持直立，抱膝提踵时呼气。

组数与次数： 10 ~ 15 米 / 组，3 ~ 5 组。

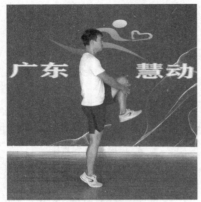

图 4-14 抱膝提踵走

动态拉伸 4：手足走

训练目的： 拉伸后表线筋膜，提高髋关节、踝关节灵活性，增加肩、肘、腕及踝关节稳定性。

场地器材： 2 米 × 20 米平整空地。

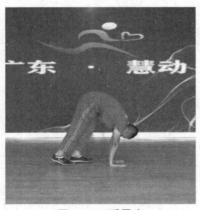

图 4-15 手足走

动作要求： 自然站立，体前屈至双手触脚尖前方的地面，两腿膝关节伸直，双脚不动，双手小幅度交替向前爬至最远，成俯撑姿势，然后双手撑地不动，双脚小幅度向前走，直至后侧肌肉和筋膜中等程度拉紧（手与脚距离最短）。手脚交替依次向前行进 10 ～ 15 米。

注意事项： 向前爬行幅度不宜太大，膝关节始终伸直，踝关节始终呈背屈状态，保持自然呼吸。

组数与次数： 10 ～ 15 米 / 组，2 ～ 3 组。

动态拉伸 5：行进间弓步转体

训练目的： 拉伸腹内、外斜肌，提高胸椎灵活性和身体动态稳定性。

场地器材： 2 米 ×20 米平整空地。

动作要求： 自然站立，双臂屈肘外展，五指张开，掌心向前置于头后；右脚前迈一大步呈右前弓步，躯干右转至最大幅度，保持 1 ～ 2 秒，还原为中正位置。然后换左侧，左右交替行进 10 ～ 15 米。

注意事项： 膝关节屈曲时尽量不超过脚尖，后腿伸直，躯干向外旋转时呼气，转回中正位时吸气。

组数与次数： 10 ～ 15 米 / 组，2 ～ 3 组。

变换方式： 反向倒退走弓步转体。

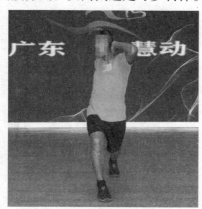

图 4-16 行进间弓步转体

动态拉伸 6：行进间踢腿

训练目的：提高髋关节灵活性，增加踝关节稳定性。

场地器材：2 米 ×20 米平整空地。

动作要求：双腿并拢直立，双手侧平举，立掌，掌心向外，掌根用力向外做推的动作；一腿向前迈步落地支撑，另一侧腿勾脚尖，屈髋肌群发力带动腿部向前上方踢至最大幅度，然后落地作支撑腿，换另一侧腿上踢，左右两腿交替行进 10 ～ 15 米。

注意事项：腰部、躯干直立，上踢至最大幅度，上踢时呼气，还原时吸气。

组数与次数：10 ～ 15 米 / 组，2 ～ 3 组。

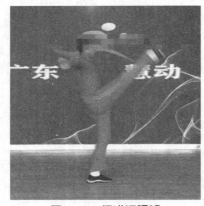

图 4-17　行进间踢腿

动态拉伸 7：展髋走

训练目的：激活髋关节外展肌群，增加髋关节灵活性。

场地器材：2 米 ×20 米平整空地。

动作要求：双手叉腰站立，然后单腿直立支撑，另一侧腿屈髋提膝至大腿与地面平行，外展至最大幅度后停留 1 ～ 2 秒，还原中正位向前落地支撑，换另一侧腿外展，左右两腿交替行进 10 ～ 15 米。

注意事项：腰部、躯干挺直，目视前方，保持自然呼吸。

组数与次数：10 ～ 15 米 / 组，2 ～ 3 组。

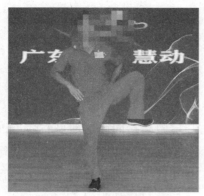

图 4-18 展髋走

动态拉伸 8："蝎步"蹲

训练目的：拉伸大腿外侧阔筋膜张肌、臀肌和髂胫束，提高髋关节灵活性。

场地器材：2 米 ×20 米平整空地。

动作要求：自然站立，双手侧平举或叉腰，一侧腿向另一侧腿后方内收交叉，缓慢蹲下至前侧腿外侧有中等程度牵拉感，保持 1 ~ 2 秒，恢复至起始站姿，换另一侧腿进行练习。

注意事项：练习过程中躯干保持直立，拉伸过程中保持自然呼吸。

组数与次数：5 ~ 10 次/侧/组，2 ~ 3 组。

变换方式：行进间"蝎步"蹲。

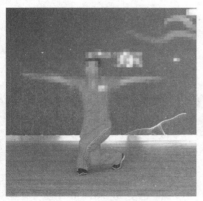

图 4-19 "蝎步"蹲

动态拉伸 9：最伟大拉伸

训练目的： 全身肌肉和筋膜拉伸。

场地器材： 5 米 ×5 米平整空地。

动作要求： 双手叉腰自然站立；右腿提膝高抬向前落地呈右弓步，身体前倾，左手撑地；右臂屈肘置于右腿内侧，下压 1 ~ 2 秒后，右臂伸直外展，带动躯干右旋至最大限度，眼跟手走，转头看向指尖，停留 1 ~ 2 秒后，手臂收回至双掌触地；躯干、臀部后移，前侧腿尽量伸直，后侧腿伸展，保持 1 ~ 2 秒后恢复到弓步；抬起躯干，前脚蹬地起身恢复到站立状态。一侧完成所有动作为一组，左右两侧交替进行。

注意事项： 躯干旋转至最大限度；身体重心后移时，双腿膝关节尽量伸直。

组数与次数： 3 ~ 5 组 / 侧。

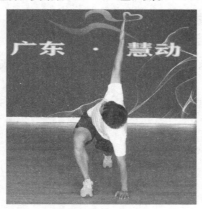

图 4-20　最伟大拉伸

3. 筋膜拉伸

筋膜的状态对于人体健康及运动表现至关重要，但随着年龄的增加，筋膜的性能逐渐降低，有什么方法可以延缓筋膜的退行性改变呢？

科学研究证明，运动可以改善筋膜的状态，如图 4-21 所示，对右边的年长者来说，筋膜粘连打结不仅是一种老化现象，也是缺乏运动的表现，经常运动的年轻人筋膜排列更有规律（左侧），状态更健康，而不经常运动的年轻人，其筋膜和老年人相似，排列杂乱无章，失去良好的性能。

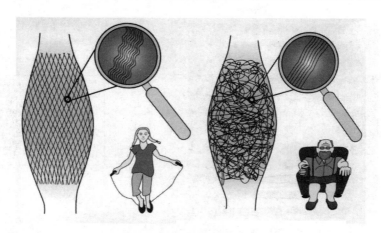

图 4-21 筋膜状态对比

（图片来源：罗伯特·施莱普著的《筋膜健身》第 65 页）

筋膜的状态在某种程度上通过筋膜训练可以逆转。筋膜训练涉及感知、再生、拉伸和弹振四个方面，前面介绍的静态拉伸、动态拉伸及后面要提到的 PNF 拉伸和泡沫轴按摩都可以锻炼筋膜，但弹振是筋膜训练特有的，可以提高筋膜能量的储存能力，从而提高运动表现力。（筋膜拉伸训练如图4-22 ~ 图 4-31。）

筋膜拉伸 1：体前屈弹振

训练目的：提高后表线筋膜的能量储存能力，改善躯干关节灵活性。

场地器材：2 米 ×2 米平整空地。

动作要求：两脚分开，与肩同宽，右侧脚前迈一小步，脚尖翘起，身体前屈稍用力下压，对手指尖尽量靠近右脚前外侧地面，依靠肌肉和筋膜的弹性进行弹振 5 ~ 8 次，完成后，换另一侧进行。

注意事项：身体向下时主动用力，身体向上时不主动用力，依靠肌肉和筋膜的弹性自动弹回。

组数与次数：弹振 5 ~ 8 次 / 侧 / 组，2 ~ 3 组。

变换方式：将拉伸侧脚放在椅子或其他有一定高度的固定物上进行练习。

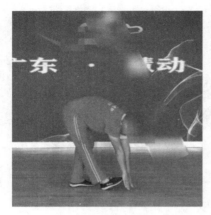

图 4-22　体前屈弹振

筋膜拉伸 2：双手交叉弹振

训练目的：提高后表线筋膜的能量储存能力，改善躯干关节灵活性。

场地器材：2 米 ×2 米平整空地。

动作要求：两脚分开，与肩同宽，双手交叉体前屈，弹振 5 ~ 8 次；然后上臂转向右脚外侧，最大幅度弹振 5 ~ 8 次；再转到两脚中间弹振 5 ~ 8 次，最后转向左脚外侧弹振 5 ~ 8 次。

注意事项：身体向下时主动用力，身体向上时不主动用力，依靠肌肉和筋膜的弹性自动弹回。

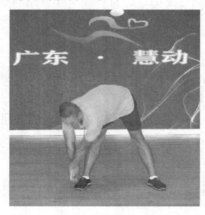

图 4-23　双手交叉弹振

组数与次数：完成 3 个方向弹振为一组，3 ～ 5 组。

变换方式：将拉伸侧脚放在椅子上进行练习。

筋膜拉伸 3：蝴蝶飞舞

训练目的：提高手臂线筋膜弹性，改善肩部灵活性。

场地器材：2 米 ×2 米平整空地。

动作要求：身体直立，双臂伸直，五指张开，肩上进行多方向弹振，手臂线及前表线筋膜有牵拉感。每个方向弹振 5 ～ 8 次，至少在 3 个方向上弹振。

注意事项：腰椎保持稳定，避免损伤。

组数与次数：完成 3 个方向弹振为一组，2 ～ 3 组。

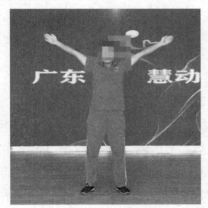

图 4-24　蝴蝶飞舞

筋膜训练 4：下肢引导的滚动

训练目的：改善螺旋线筋膜网状态，激活躯干深层稳定肌群。

场地器材：3 米 ×3 米平整空地、瑜伽垫。

动作要求：仰卧在瑜伽垫上，左腿伸直慢慢向右腿外侧摆动，通过自重和牵拉的惯性，自然翻转成俯卧姿态。

注意事项：在翻转的过程中，以自重和惯性为主要动力，肌肉不主动用力。

组数与次数：3 ～ 5 次 / 侧 / 组，2 ～ 3 组。

变换方式：上肢引导滚动（难度较大）。

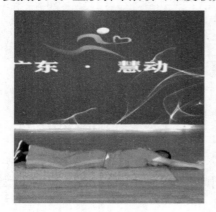

图 4-25 上下肢引导滚动

筋膜拉伸 5：侧卧转肩

训练目的：改善螺旋线筋膜网状态，提高肩关节灵活性。

场地器材：3 米 ×3 米平整空地、瑜伽垫。

动作要求：双膝屈曲侧卧于瑜伽垫上，双臂向头的方向伸直，靠近地面的手臂不动，另侧手臂掌心贴紧地面以肩关节为轴，自体侧向头上慢慢转动，转至头上后方不能继续直臂转动时翻掌，手心向上，头随手臂转动，直至手臂转到对侧，前臂屈肘置于腰间，稍作停顿，再按原路线慢慢转回至初始位置。

注意事项：双腿尽量保持贴近地面的初始姿态，手掌或手背尽量贴近地面。

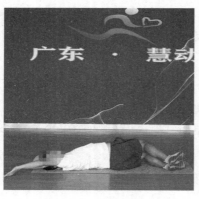
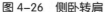

图 4-26 侧卧转肩

组数与次数： 3 ~ 5 次 / 侧 / 组，3 ~ 5 组。

进阶练习： 双腿之间夹软垫等物，让同伴用力向外拉手臂，增加难度和效果。

筋膜拉伸6：C 形侧拉

训练目的： 改善体侧线筋膜状态，提高能量储备能力。

场地器材： 2 米 ×2 米平整空地、椅子。

动作要求： 站姿，两腿交叉，右脚在左脚左后方，两臂上举，左侧手握住右侧手向左上方拉伸，使身体右侧肌肉和筋膜有中等程度以上牵拉感，形成 C 形，保持 10 ~ 15 秒。

组数与次数： 2 ~ 3 次 / 侧 / 组，3 ~ 5 组。

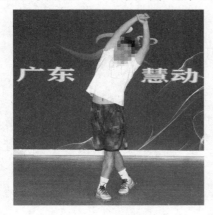

图 4-27　C 形侧拉

筋膜拉伸7：猫式弓背

训练目的： 改善腰背筋膜状态，提高后表线筋膜的能量储存能力。

场地器材： 2 米 ×2 米平整空地、瑜伽垫。

动作要求： 跪姿，臀部坐在脚跟上，上体前倾，双臂充分伸展至最远处，掌心向下，然后背部从后向前慢慢向上拱起，带动双臂贴着地面向身体一侧滑动，直至背部伸直。

注意事项： 躯干、手臂充分伸展。

组数与次数： 3 ~ 5 次 / 组，2 ~ 3 组。

变换方式： 可以借助椅子（把手搭在椅背上）等物体做弓背练习。

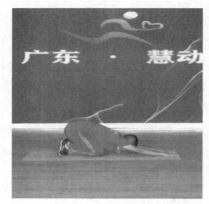

图 4-28　猫式弓背

筋膜拉伸 8：Y、T、W 字动作练习

训练目的： 改善手臂线筋膜状态，增强肩胛胸廓、盂肱关节稳定性。

场地器材： 2 米 ×2 米平整空地、瑜伽垫。

动作要求： 双脚分开，略宽于肩，屈膝屈髋呈高蹲姿态，同时打开双臂指向 10 点和 2 点方向，身体呈 Y 字形，竖起大拇指，做"点赞"手势，抬头挺胸，肩下沉，保持 10 ~ 30 秒。

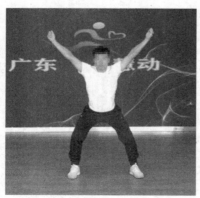

图 4-29　Y、T、W 字动作练习

注意事项： 肩胛骨尽力收缩，调整呼吸，不要憋气。

组数与次数： 10 ～ 30 秒 / 次，3 ～ 5 次 / 组，1 ～ 2 组。

变换方式： 坐姿、俯卧姿 Y 字练习；站姿、坐姿、俯卧姿 T 字或 W 字练习等。

筋膜拉伸 9：滚动跨栏坐

训练目的： 改善螺旋线筋膜状态，提高能量储备能力及躯干旋转灵活性。

场地器材： 5 米 ×5 米平整空地、瑜伽垫。

动作要求： 坐姿，将左腿伸直，右腿屈膝外展，双臂向上伸展，弹振 3 ～ 5 次，然后双臂带动躯干向左旋转呈俯卧姿态，双手撑地，右腿慢慢收回，伸直放于地面；左腿屈膝后摆的同时左手撑地，带动身体右转，呈左腿屈膝外展跨栏坐姿态，双臂向上伸直弹振 3 ～ 5 次。左右两侧交替进行，手臂向不同方向弹振。

注意事项： 身体旋转时，腿的动作速度放慢，体会筋膜拉伸的感觉。

组数与次数： 连续完成一次滚动、跨栏坐及弹振 3 ～ 5 次为一组，2 ～ 3 组 / 侧。

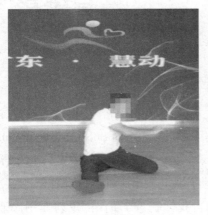

图 4-30　滚动跨栏坐

筋膜拉伸 10：筋膜总动员

训练目的：提高全身筋膜网的能量储备能力。

场地器材：5 米 ×5 米平整空地、瑜伽垫。

动作要求：仰卧，双膝屈曲靠近胸部，使身体滚动，将身体重心随滚动移至上半身，滚动至最大幅度时臀部和下背部离地，回弹时恢复为坐姿，两腿分开，使上半身向正前方弹振 3 ~ 5 次；再次滚动后，恢复成坐姿，将左腿伸直，右腿屈膝外展，体侧线筋膜带动上身躯干向左侧弹振 3 ~ 5 次；最后一次滚动后，向前时一腿伸直支撑，另一侧腿向前迈步顺势站立起来。

注意事项：滚动、站立过程中注意动作流畅。

组数与次数：完整的组合动作为一组，2 ~ 3 组。

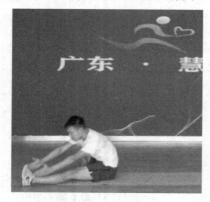

视频讲解示范

图 4-31　筋膜总动员

4.PNF 拉伸

PNF 的全称是本体感受神经肌肉促进法（proprioceptive neuromuscular facilitation），是拉伸运动中的一种特殊手法，通过刺激人体本体感受器激活和动员最大数量的运动肌纤维参与活动，促进主动肌与对抗肌的交互收缩与放松，先让肌肉强力收缩诱发反射性的自我抑制，等肌肉因反射作用松弛后，再利用伸展运动让肌肉放松。

PNF 最初用于医疗康复，对有神经功能障碍者的肌肉进行治疗，在此过程中，人们发现 PNF 对关节灵活性有很好的改善作用，相对于静态拉伸，它对关节灵活性的改善效果可增加 10% ~ 15%，因此，体育界和医学界都广泛应用。但 PNF 对实施者有一定的技术要求，需要同伴掌握一定的技巧，而且被拉伸者可能会出现血压升高等现象，有一定的风险，因此不做重点介绍，仅列举一例（图 4-32）。

PNF 拉伸：腘绳肌拉伸

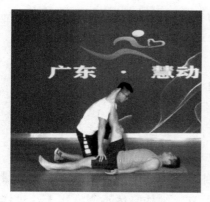

图 4-32 PNF 拉伸

训练目的： 提高大腿后侧肌群的柔韧性。

场地器材： 3 米 ×3 米平整空地、瑜伽垫。

动作要求： 被拉伸者仰卧，同伴跪姿，将其右侧腿抬起至最大幅度，放于肩上；同伴一只手按住被拉伸者右腿膝关节，另一只手置于其左腿膝关节上方固定；被拉伸者右腿主动用力压同伴肩部，同伴则尽力抵抗以保持静止状态，6 ~ 10 秒后放松，此时要求被拉伸者深吸气；在被拉伸者呼气的同时，同伴用力往前推被拉伸侧腿至最大幅度，保持 10 秒，放松（图 4-32）。如此进行第二次、第三次对抗拉伸。左右两侧交替进行。

注意事项： 拉伸动作应轻缓，关注被拉伸者感受，避免暴力拉伸。

组数与次数： 2 ~ 3 次 / 侧 / 组，2 ~ 3 组。

（二）平衡稳定性

平衡稳定性是指当身体重力作用线偏离支撑面时，通过主动或者反射性的身体活动使重力作用线重新回到支撑面内的能力。平衡稳定性分为静态平衡和动态平衡两种。静态平衡是指克服自身重力稳定身体各关节，使身体维持某种姿势的能力（如单足站立）。动态平衡是指在外力干扰下，原有的平衡被打破后，调整身体重新恢复到平衡状态的能力。如走平衡木时，身体重力作用线超出支撑面不多的情况下，练习者可以通过调整身体姿态使自己不掉下来。

影响人体平衡能力的因素主要有视觉、前庭功能、本体感觉、触觉的敏感度、中枢神经系统功能、空间感觉、肌肉协调能力、肌肉力量等，因此，进行平衡稳定性训练时可根据不同的因素设计方案。

1. 静态平衡（图 4-33 ~ 图 4-35）

静态平衡练习 1：金鸡独立

训练目的：提高身体静态平衡稳定性。

场地器材：2 米 × 2 米平整空地。

动作要求：双脚自然开立，双手自然下垂贴于身体两侧；双手叉腰，闭上双眼，屈髋屈膝抬起一侧腿，集中注意力维持身体平衡，当无法维持身体平衡时，睁开双眼，抬起的腿放下，回到直立姿势。左右两侧交替练习。

组数和次数：时间越长越好，落地算一次，3 ~ 5 次 / 侧 / 组，1 ~ 2 组。

注意事项：持续时间超过 1 分钟，升级动作难度；持续时间低于 10 秒，则降低动作难度。

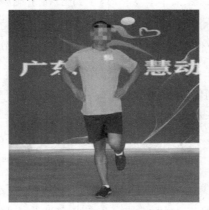

图 4-33　金鸡独立

进阶或退阶：睁眼单脚站立、站如松、水上金鸡独立（图 4-34 ~ 图 4-35）。

<h2 style="text-align:center">静态平衡练习 2：站如松</h2>

训练目的：提高身体静态平衡稳定性。

场地器材：2 米 ×2 米平整空地、平衡盘。

动作要求：双脚自然开立，双手自然下垂贴于身体两侧；双手叉腰站在平衡盘上，集中注意力维持身体平衡，站不稳时脚落地离开平衡盘。

组数和次数：时间越长越好，落地算一次，3 ~ 5 次 / 组，1 ~ 2 组。

注意事项：持续时间超过 1 分钟，升级动作难度；持续时间低于 10 秒，则降低动作难度。

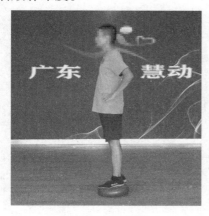

图 4-34 站如松

<h2 style="text-align:center">静态平衡练习 3：水上金鸡独立</h2>

训练目的：提高身体静态平衡稳定性。

场地器材：2 米 ×2 米平整空地、波速球。

动作要求：双脚自然开立，双手自然下垂贴于身体两侧，站在波速球上；双手叉腰，闭上双眼，屈髋屈膝抬起一侧腿，集中注意力维持身体平衡，当无法维持身体平衡时，睁开双眼，抬起的腿放下，回到直立姿势。左右两侧交替练习。

组数和次数：时间越长越好，落地为一次，3～5次/侧/组，1～2组。

注意事项：持续时间超过1分钟，升级动作难度；持续时间低于10秒，则降低动作难度。

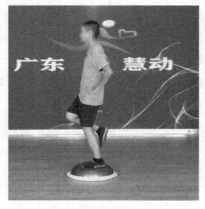

图 4-35 水上金鸡独立

2. 动态平衡（图 4-36 ～图 4-40）

动态平衡练习 1：闭眼走直线

训练目的：提高身体动态平衡能力。

场地器材：2米×20米平整空地，一条长15米、宽5～10厘米的标志线。

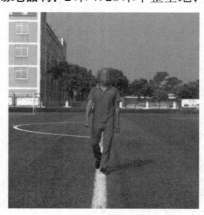

图 4-36 闭眼正走直线

动作要求：站在标志线的一端，闭眼（或蒙上眼罩），然后凭感觉让双脚踩在标志线上向前走，同伴喊"停"时，睁开眼睛（或取下眼罩），看自己走的路线与标志线的偏差，下次进行调整。

注意事项：周围没有声音、亮度的变化，同伴不要出声暗示，除非走到标志线尽头、偏离标志线太多或有危险因素。

组数与次数：3 ～ 5 次。

变换方式：用高 5 厘米左右的平衡木或其他类似物体代替标志线。

动态平衡练习 2：闭眼倒走直线

训练目的：提高身体动态平衡能力。

场地器材：2 米 × 20 长平整空地，一条长 15 米、宽 5 ～ 10 厘米的标志线。

动作要求：站在标志线的一端，身体背向标志线，闭眼（或蒙上眼罩），凭感觉让双脚踩在直线上后退走，同伴喊"停"时，睁开眼睛（或取下眼罩），看自己走的路线与标志线的偏差，下次进行调整。

注意事项：周围没有声音、亮度的变化，同伴不要出声暗示，除非走到标志线尽头、偏离标志线太多或有危险因素。

组数与次数：3 ～ 5 次。

变换方式：用高 5 厘米左右的平衡木或其他类似物体代替标志线。

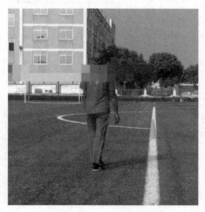

图 4-37　闭眼倒走直线

动态平衡练习 3：凌波微步

训练目的： 提高身体动态平衡能力。

场地器材： 2 米 ×20 米平整空地、5 ~ 8 个平衡盘（间隔 50 厘米左右排成一排。

动作要求： 双手叉腰，站在第一个平衡盘后面，然后一只脚踩到第一个平衡盘上保持平衡，另一只脚迈步站到第二个平衡盘上单脚支撑，双脚依次向前迈步，直到走完全部的平衡盘。如果中间掉下平衡盘脚触地，则返回至第一个平衡盘重新开始。

注意事项： 平衡盘上只能单脚支撑，可适当调整平衡盘的距离。

组数与次数： 走完全部平衡盘算一次，3 ~ 5 次。

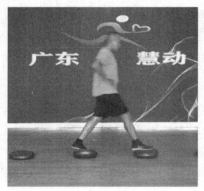

图 4-38　凌波微步

动态平衡练习 4：蜻蜓点水

训练目的： 提高身体动态平衡能力。

场地器材： 2 米 ×20 米平整空地、5 ~ 8 个平衡盘（间隔 50 厘米左右排成一排）。

动作要求： 直立，站在第一个平衡盘后面，然后一只脚踩到第一个平衡盘上保持平衡，另一只脚快速迈步站到第二个平衡盘上，单脚支撑，双脚依次向前跑，直到跑完全部的平衡盘。如果中间掉下平衡盘脚触地，则返回至第一个平衡盘重新开始。

注意事项：平衡盘上只能单脚支撑，可适当调整平衡盘的距离。

组数与次数：走完全部平衡盘为一次，3 ~ 5 次。

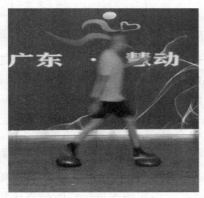

图 4-39　蜻蜓点水

动态平衡 5：大鹏展翅

训练目的：增加身体平衡稳定性。

场地器材：2 米 ×20 米平整空地。

动作要求：自然站立，双臂侧平举，抬头目视前方，一侧腿支撑，另一侧腿与躯干成一条直线，缓慢后抬的同时躯干慢慢前倾至水平，保持 2 ~ 3 秒，慢慢还原为直立姿势并向前迈一步支撑。左右两侧交替前行 10 ~ 15 米。

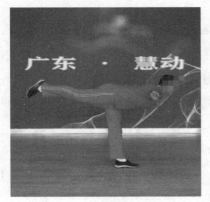

图 4-40　大鹏展翅

注意事项：后伸的一侧腿始终与躯干成一条直线，如同钟摆，保持自然呼吸。

组数与次数：10 ~ 15 米 / 组，2 ~ 3 组。

（三）功能性力量

提到力量，多数人脑海里首先出现的是杠铃、哑铃等器材设备。实际上，力量训练的方式有很多，杠铃、哑铃只是最经典、最常见的两种，除此之外，克服自身体重的各种动作练习也是抗阻力量训练，弹力带、壶铃、药球等都可以作为抗阻力量训练的器材。

1. 核心力量（图 4-41 ~ 图 4-46）

"核心"泛指人体中央部分的全部肌肉，主要包括腹直肌、腹横肌、腹内斜肌、腹外斜肌、多裂肌、腰方肌和竖脊肌，还有最近几年才被重视的膈肌。核心力量训练可以为击打、投掷、跳跃等动作建立更加稳定的身体基础，对预防和缓解下背部疼痛也有帮助，因为有些下背部疼痛是由腹部肌肉没能很好地控制骨盆和脊柱在第五腰椎和第一骶椎之间的旋转导致的。

核心力量训练分为三大类：抗伸展、抗侧屈、抗旋转。有些核心力量训练不会像仰卧推举或卷腹那样让肌肉轮廓清晰，但它们是提高运动成绩和减少受伤的关键，不容忽视。

核心力量练习 1：平板撑

训练目的：增强核心抗伸展能力。

场地器材：2 米 ×2 米平整空地、瑜伽垫、杠铃片、瑞士球。

动作要求：俯卧于瑜伽垫上，双肘弯曲支撑，使上臂垂直于地面，双腿伸直，脚尖撑地；全身发力撑起，使身体离开地面，躯干挺直，肩、髋、踝关节保持在同一平面，用前臂下压地面，收紧臀肌、股四头肌和深层腹肌，眼睛看向地面，保持均匀呼吸。

注意事项：始终保持腰背成一条直线，均匀地呼气和吸气。

组数和次数：30 ~ 60 秒 / 组，3 ~ 5 组，组间间歇时间为 10 ~ 30 秒。

进阶或退阶：跪姿平板撑、抗干扰平板撑、不稳定支撑面平板撑。

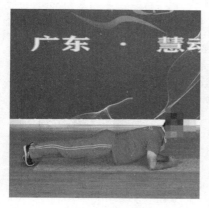

图 4-41 平板撑

核心力量练习 2：跪撑健腹轮推拉

训练目的：增强核心抗伸展能力。

场地器材：3 米 ×3 米平整空地、瑜伽垫、健腹轮。

动作要求：俯卧，屈膝抬起小腿，手握健腹轮，收紧臀肌和腹肌，双臂前推健腹轮至最远，然后把健腹轮往后拉至起始位置，如此重复进行。

注意事项：运动过程中保持腰背挺直，保持大腿与躯干成一条直线，向前推健腹轮时吸气，回拉时呼气。

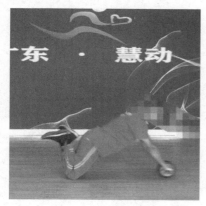

图 4-42 健腹轮推拉

组数和次数：一个来回算一次，5 ~ 10 次 / 组，3 ~ 5 组，组间间歇时间为 10 ~ 30 秒。

进阶练习：脚撑健腹轮推拉。

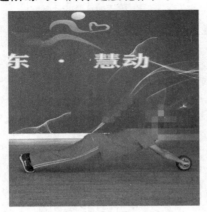

图 4-43　脚撑健腹轮推拉

核心力量练习 3：侧桥

训练目的：增强核心抗侧屈能力。

场地器材：2 米 ×2 米平整空地、瑜伽垫。

动作要求：侧卧于瑜伽垫上，一侧手臂屈肘支撑，上臂与躯干垂直，双腿伸直，身体绷紧离开地面，使头、颈、背、髋、踝成一条直线，另一侧手臂竖直侧举，掌心朝前，时间越长越好。

注意事项：保持均匀呼吸。

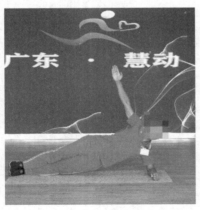

图 4-44　侧桥

组数和次数：30 秒 / 次，3 ~ 5 次 / 侧，左右轮换交替进行。

进阶或退阶：短杠杆平板侧撑、手撑平板侧撑、抗干扰平板侧撑。

核心力量练习 4：农夫行走

训练目的：增强核心抗侧屈能力。

场地器材：2 米 ×20 米平整空地、哑铃（壶铃或其他类似代替物）。

动作要求：哑铃放于身体一侧，双脚分开与肩同宽；屈髋屈膝下蹲，一侧手提起哑铃并自然下垂，向前直线行走；到达指定距离后，停止行走，屈髋屈膝下蹲，缓慢地将哑铃放回地面，起身直立。

注意事项：哑铃重量的选择以走的过程中感觉保持姿态比较吃力为宜。

组数和次数：10 ~ 15 米 / 次，3 ~ 5 次 / 侧，左右两侧交替进行。

变换方式：举哑铃过头走 Z 字形。

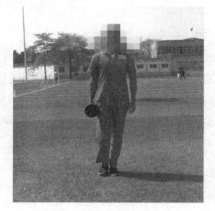

图 4-45 农夫行走

核心力量练习 5：三点平板撑

训练目的：提高核心抗旋转能力。

场地器材：2 米 ×2 米平整空地、瑜伽垫。

动作要求：俯撑姿，两臂与肩同宽，腰腹核心收紧发力，缓慢抬起任意侧手臂，直至手臂与躯干、下肢成一条直线；抬臂过程中，背、腰、臀保持平直，无侧倾，手臂慢慢放回原处，换对侧手臂，重复上述动作。

注意事项：注意避免躯干侧倾。

组数与次数：6 ~ 10次/侧、组，3 ~ 5组，组间间歇时间为 10 ~ 30 秒。

变换方式：平板撑时钟、不稳定支撑面平板撑、两点支撑平板撑。

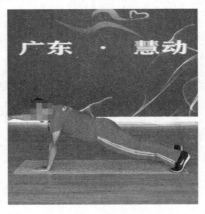

图 4-46　三点平板撑

2. 上肢力量（图 4-47 ~ 图 4-55）

传统的上肢力量训练方案更重视推的练习，因为很多人训练的目的是让肌肉看起来更迷人，而不是具有强大的功能，结果过度发达而肩胛骨稳定肌薄弱，胸肌肩部过劳性损伤，特别是肩部旋转肌群发生问题的概率增加。

上肢功能性力量训练的关键是推和拉之间的平衡，合理的训练方案应该包括一定比例的水平拉（划船）、垂直拉（引体向上）、肩部推举卧推，即每一组推力练习都应配合一定的拉力练习。

上肢力量练习 1：俯卧撑

训练目的：提高上肢的水平推力量，锻炼胸大肌力量及躯干的稳定性。

场地器材：2 米 ×2 米平整空地、瑜伽垫。

动作要求：俯卧，双臂外展、屈肘，两夹角大约呈 90°，五指分开置于头两侧，双腿伸直，足背屈，脚尖着地，身体绷紧后，双手支撑，用力伸肘将身体撑至最高，保持 1 ~ 2 秒后，再慢慢屈肘让身体降低直至接近地面，然后再推起，如此重复。

注意事项：推起和下落过程中，始终保持头、颈、背、臀部及双腿在同一水平面，推起时呼气，下落时吸气，快起慢下。

组数与次数：10 ~ 15 次 / 组，3 ~ 5 组，组间间歇时间为 10 ~ 30 秒。

进阶或退阶：跪姿俯卧撑、斜体俯卧撑、双脚抬高俯卧撑、不稳定支撑俯卧撑。

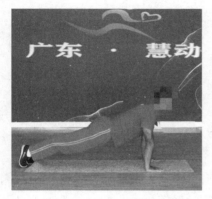

图 4-47 俯卧撑

上肢力量练习 2："滚珠"俯卧撑

训练目的：提高上肢水平推的爆发力，锻炼胸大肌力量及躯干的稳定性。

场地器材：2 米 ×2 米平整空地、药球。

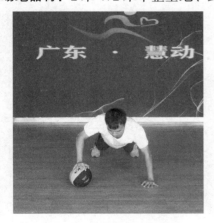

图 4-48 "滚珠"俯卧撑

动作要求：俯卧，双臂外展、屈肘，夹角大约呈 90°，五指分开，一只手撑地，另一只手按住药球；双腿伸直，足背屈，脚尖着地，身体绷紧，双臂用力伸肘将身体撑起的同时，滚动药球交换到另一只手上，再慢慢屈肘让身体降低直至接近地面，如此重复。

注意事项：推起和下落过程中，始终保持头、颈、背、臀部及双腿在同一水平面，推起时呼气，下落时吸气，快起慢下。

组数与次数：6 ~ 10 次 / 组，3 ~ 5 组，组间间歇时间为 10 ~ 30 秒。

上肢力量练习 3：弹力带过头推举

训练目的：提高上肢垂直推的力量及肩部稳定性。

场地器材：2 米 × 2 米平整空地、合适磅数的弹力带。

动作要求：站立于弹力带上，双手紧抓弹力带两端，手臂置于两侧肩部上方，肘关节弯曲约 90°，确保弹力带拉紧不松弛，伸肘上举弹力带过头至最大长度，再缓慢回到初始位置。重复上述动作。

注意事项：上推时呼气，下落时吸气，还原时控制速度，弹力带保持紧绷。

组数与次数：10 ~ 15 次 / 组，3 ~ 5 组，组间间歇时间为 10 ~ 30 秒。

变化方式：增加或减少弹力带磅数、变换身体姿势（如高弓步交替推举）。

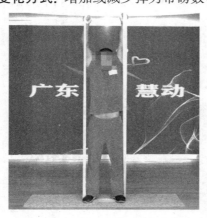

图 4-49 弹力带过头推举

上肢力量练习 4：哑铃推举

训练目的： 提高上肢垂直推的力量，增强肩部稳定性。

场地器材： 2 米 ×2 米平整空地、合适重量的哑铃一对。

动作要求： 直立，双脚分开与肩同宽，双手各持一只哑铃，手臂在身体两侧自然下垂；先屈肘慢慢将哑铃提起，直至上臂与地面平行，前臂与地面垂直，掌心向前，肘部向外，再伸肘将哑铃向上推至最高，同时呼气；在顶端稍做停留，然后慢慢将哑铃放回起始位置，同时吸气。

注意事项： 上推时呼气，下落时吸气；哑铃重量的选择以连续上举 10 次感觉力竭为宜。

组数与次数： 10 ～ 20 次 / 组，3 ～ 5 组，组间间歇时间为 10 ～ 30 秒。

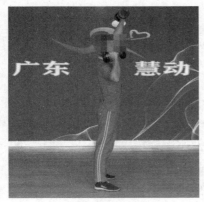

图 4-50 哑铃推举

上肢力量练习 5：俯身划船

训练目的： 提高上肢水平拉的力量。

场地器材： 2 米 ×2 米平整空地、合适重量的哑铃一对、椅子或类似固定物。

动作要求： 站姿，双脚前后分开，屈髋俯身向下，脊柱保持中立，一手扶椅子，另一手持哑铃自然下垂，掌心向内；背肌收缩带动肩胛骨内收，手臂紧贴身体提肘拉哑铃至腰际，稍停，然后缓慢回到初始位置。重复进行拉的动作，左右两侧交替进行。

注意事项：动作过程中始终保持脊柱中立，躯干稳定；感受背肌、肩胛骨的运动，手臂像挂钩一样，不主动用力。

组数与次数：10 ~ 15 次 / 组，3 ~ 5 组。

变化方式：三点支撑划船、跪姿划船。

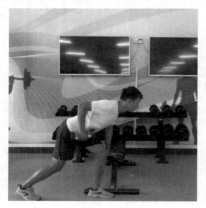 

图 4-51　俯身划船

上肢力量练习 6：三点支撑划船

训练目的：提高上肢水平拉的力量及躯干旋转稳定性。

场地器材：2 米 ×2 米平整空地、瑜伽垫、哑铃。

动作要求：俯卧，双脚稍分开，背屈脚尖着地，两腿伸直与躯干成一条直线，一侧手臂垂直于地面作支撑，与双脚成三点支撑，另一侧手臂持哑铃置于地面，掌心向内；背肌收缩带动肩胛骨内收，手臂紧贴身体提肘拉哑铃至腰际，稍停，然后缓慢还原至微微触碰地面；重复进行拉的动作，左右两侧交替进行。

注意事项：收紧核心肌群，保持躯干稳定，避免躯干侧转。

组数与次数：10 ~ 15 次 / 组，3 ~ 5 组 / 侧。

变化方式：可增加不稳定支撑，如平衡盘、波速球。

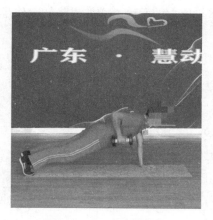

图 4-52 三点支撑划船

上肢力量练习 7：斜身引体

训练目的：提高上肢水平拉的力量。

场地器材：可以调节高度的低单杠（杠的粗细以受试者手能握住为准）。

动作要求：面向单杠，自然站立，两手分开与肩同宽，正握杠，手臂伸直与躯干成 90°，两腿前伸，双脚着地，然后手臂用力拉身体向单杠靠近，当下颌超过横杠上沿时，慢慢还原至初始姿态，再进行下一次。

注意事项：身体要保持挺直，不得塌腰和挺腹。

组数与次数：10 ～ 15 次 / 组，3 ～ 5 组，组间间歇时间为 10 ～ 30 秒。

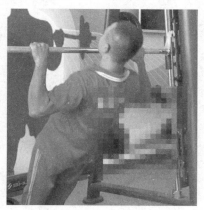

图 4-53 斜身引体

变换方式：调整单杠的高度和身体与地面的角度，增加或降低动作难度，如仰卧引体。

上肢力量练习 8：仰卧引体

训练目的：提高上肢水平拉的力量。

场地器材：瑜伽垫、杠铃杆、固定杠铃杆的物体。

动作要求：仰卧，两肩在杠铃杆正下方，两肩连线与杆平行，手臂伸直正握杆，然后用力拉身体向杆靠近直至下巴超过杆上沿，然后慢慢还原至肩部轻轻触地，再进行下一次。

注意事项：杆的高度以手臂伸直刚好正握为宜，身体始终保持挺直。

组数与次数：10 ~ 15 次 / 组，3 ~ 5 组，组间间歇时间为 10 ~ 30 秒。

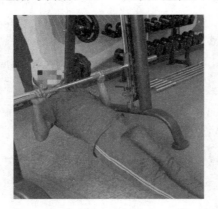

图 4-54　仰卧引体

上肢力量练习 9：引体向上

训练目的：提高上肢垂直拉的力量。

场地器材：高单杠或类似可以抓握的物体（杠高于练习者伸手可及的高度）。

动作要求：面向单杠，自然站立，跳起伸手握杠，双手分开与肩同宽，直臂悬垂，身体停止晃动后，两臂同时用力往上拉，直至下颌超过横杠上沿，然后慢慢还原至直臂悬垂姿态，再进行下一次。

　　注意事项：引体向上的过程中身体不晃动。

　　组数与次数：5 ～ 10 个 / 组，3 ～ 5 组，组间间歇时间为 30 ～ 60 秒。

　　进阶或退阶：助力引体向上、增加负重引体向上。

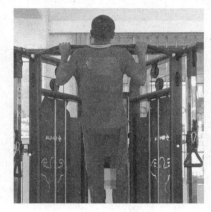

图 4-55　引体向上

3. 下肢力量（图 4-56 ～ 图 4-62）

　　下肢力量训练从颈后深蹲、颈前深蹲、单侧硬拉到多种形式的单侧深蹲，功能性依次增强，主要有两点原因：第一，几乎所有运动员的背部疼痛都源于大负荷下蹲训练，单侧负荷相对小，可避免训练中受伤；第二，单侧训练后运动表现的提升等同于甚至高于双侧训练的效果。

下肢力量练习 1：标准分腿蹲

　　训练目的：提高下肢肌群向心及离心收缩力量。

　　场地器材：2 米 ×2 米平整空地、哑铃。

　　动作要求：站立，双脚分开与肩同宽；一侧脚向前迈步，步幅大约为肩宽的 1.5 倍，脚尖向前，双手叉腰，挺胸收腹，目视前方，屈膝下蹲，调整姿态，使大小腿约呈 90°，后面腿的膝关节轻轻触地。前脚用力蹬地使身体重心升至最高，然后控制速度还原为分腿蹲姿态。蹬起时呼气，还原时吸气。左右两侧交替进行。

　　注意事项：前腿膝关节不要超过脚尖，后腿膝关节轻轻触地即可；躯干保持正直不摇晃。

组数与次数：10 ~ 15次/组，2 ~ 3组/侧。

进阶练习：增加负重（如双手持哑铃）或抬高后腿高度（保加利亚分腿蹲）。

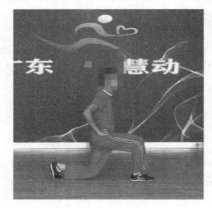

图 4-56 标准分腿蹲

下肢力量练习2：保加利亚分腿蹲

训练目的：提高下肢肌群向心及离心收缩力量。

场地器材：2米×2米平整空地、长凳或类似物体。

动作要求：前脚往前跨步，后脚放置在长凳上方，挺胸收腹，目视前方，屈膝下蹲，直至后支撑腿膝关节轻触地面，前腿用力蹬起直至身体重心升至最高，然后下蹲还原。蹬起时呼气，下蹲还原时吸气，左右两侧交替进行。

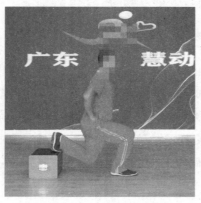

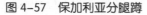
图 4-57 保加利亚分腿蹲

注意事项：选择合适的跨步距离及长凳高度；动作过程中保持身体挺直不晃动。

组数与次数：10 ~ 15次/组，2 ~ 3组/侧。

变化方式：逐渐增加负重，如哑铃、杠铃等。

下肢力量练习3：单腿深蹲

训练目的：提高下肢肌群向心及离心收缩力量。

场地器材：2米×2米平整空地。

动作要求：直立，双手前平举，抬头挺胸，目视前方，抬起一条腿，支撑腿有控制地缓慢下蹲，直至臀部触碰脚跟，然后支撑腿发力蹬起还原为直立姿势。下蹲时吸气，蹬起还原时呼气，左右两侧交替进行。

注意事项：缓慢而有控制地下蹲，然后快速蹬地站起来。

组数与次数：5 ~ 10次/组，2 ~ 3组/侧。

变化方式：可手扶固定物，或站在有一定高度的板凳边缘，非支撑腿下垂。

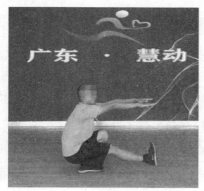

图4-58 单腿深蹲

下肢力量练习4：臀桥

训练目的：提高臀大肌的力量。

场地器材：2米×2米平整空地、瑜伽垫。

动作要求：仰卧在瑜伽垫上，双腿屈膝，双脚支撑。以肩背和双脚为支撑点将臀部向上顶起，直到从肩部到膝关节基本成一条直线。然后缓慢而有控制地还原，直至臀部轻触地面。重复进行。

注意事项：手臂和上背不要下压借力，躯干、臀部、大腿成一条直线，切忌过度挺髋做成"拱桥"。

组数与次数：10～15次/组，2～3组，组间间歇时间为10～30秒。

变化方式：单腿臀桥、杠铃臀桥等。

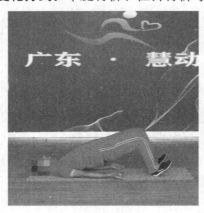

图4-59　臀桥

下肢力量练习5：搅（脚）动乾坤

训练目的：提高神经肌肉协调性，激活深层稳定肌。

场地器材：2米×2米平整空地、瑜伽垫、瑞士球。

动作要求：仰卧姿，躯干着地，双手置于体侧，双腿伸直，双脚置于瑞士球上，以上背部和瑞士球为支点将臀部向上顶起，直到从肩部到膝盖基本成一条直线，并与小腿大致垂直，1～2秒停留后，缓慢而有控制地还原。重复进行。

注意事项：髋关节充分伸展。

组数与次数：10～15次/组，2～3组，组间间歇时间为30～60秒。

变化方式：臀桥。

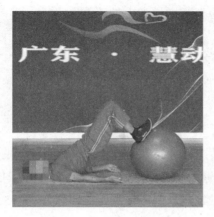

图 4-60 搅（脚）动乾坤

下肢力量练习 6：侧卧抗阻抬腿

训练目的：增强髋外展肌力量。

场地器材：2 米 ×2 米平整空地、瑜伽垫、弹力带。

动作要求：侧卧，将弹力带套在踝关节处，头枕一侧手臂，另一侧手臂放松置于体前，双腿伸直并拢，然后将上面的腿上抬至最大幅度，再缓慢还原到初始姿态。完成一定组数后换对侧进行。

注意事项：避免髋关节向前或向后旋，收腹，保持脊柱及骨盆的稳定。

组数与次数：10 ～ 15 次 / 组，3 ～ 5 组 / 侧。

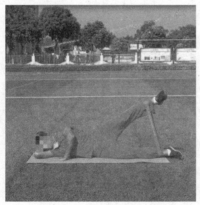

图 4-61 侧卧抗阻抬腿

变化方式：调整弹力带在腿上的位置或增加弹力带磅数。

下肢力量练习 7：弹力带侧走

训练目的：激活臀肌。

场地器材：2 米 ×20 米平整空地、弹力带。

动作要求：将弹力带环套在膝关节上方，脚尖向前，两脚左右分开使弹力带绷紧，屈膝屈髋；以左侧为例，左脚紧贴地面向左跨步落地，使弹力带拉长，右脚跟着向左移动，幅度大小以弹力带始终紧绷为宜。如此侧行 10～15 米，左右两侧轮换进行。

注意事项：动作要慢，认真感受臀肌收缩的感觉，完成练习后，拉伸腿部肌肉。

组数与次数：10～15 米 / 组，3～5 组 / 侧。

变化方式：调整弹力带在腿上的高度，增加或减少弹力带的磅数。

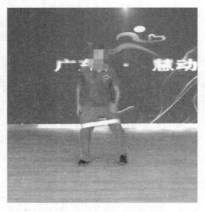

图 4-62　弹力带侧走

4.功能性力量综合练习（图 4-63 ～ 图 4-69）

综合练习 1：鸭子走

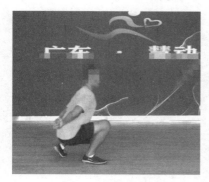

图 4-63 鸭子走

综合练习 2：酷猩猩

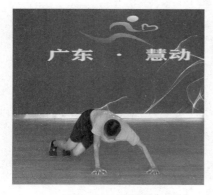

图 4-64 酷猩猩

综合练习 3：蜘蛛侠

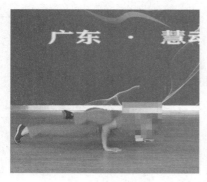

图 4-65 蜘蛛侠

综合练习 4：熊爬

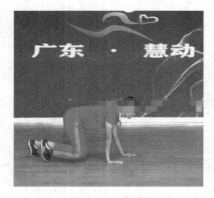

图 4-66　熊爬

综合练习 5：玩转体能绳

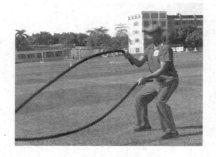

图 4-67　玩转体能绳

综合练习 6：波比跳

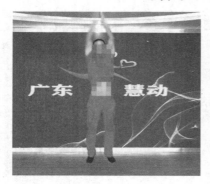
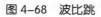

图 4-68　波比跳

综合练习 7：轮胎翻转

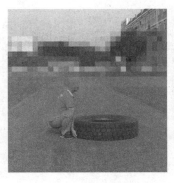

图 4-69 轮胎翻转

（四）速度训练

速度是衡量人体快速运动的能力，包括反应速度、动作速度和位移速度。反应速度是人体对各种信号刺激做出应答的快慢，如看到球传过来，伸手接球（视动反应），或短跑运动员听枪声起跑（听动反应）；动作速度是指人体完成某单一动作或成套动作的快慢，如每分钟击掌次数、每分钟踏步次数；位移速度是人体在单位时间内移动的距离或移动单位距离所用的时间，如 50 米跑用的时间或 10 秒快速跑的距离，反映空间移动能力的大小。

1.反应速度（图 4-70）

反应速度练习：抢雪糕筒

训练目的： 提高快速反应能力。

场地器材： 2 米 ×20 米平整空地。

动作要求： 两人一组，在距离标志物相等的距离背对站立，听到"开始"的口令后，同时进行自重深蹲；当听到"go"的口令后，迅速转身，以最短的时间抢到标志物。

注意事项： 做自重深蹲时，动作要正确；抢标志物时，避免互相冲撞。

组数与次数： 10 ~ 15 次 / 组，3 ~ 5 组。

变换方式： 以停止播放音乐的形式代替口令；做与口令相反的动作；雪糕筒可以用水瓶、毛绒玩具等其他物品代替。

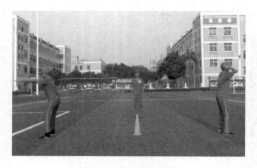

图 4-70　抢雪糕筒

2. 动作速度（图 4-71、图 4-72）

动作速度练习 1："欢庆"步

训练目的： 提高灵敏协调性及神经激活程度。

场地器材： 2 米 × 2 米平整空地。

动作要求： 两脚分开与肩同宽，双臂自然下垂，放松置于身体两侧，屈髋屈膝微蹲，躯干挺直，前脚掌发力高频做原地踏步。

组数与次数： 10 ～ 30 秒 / 组，3 ～ 5 组，组间间歇时间为 30 ～ 60 秒。

变换方式： 双脚不同方向地原地踏步、小跳步。

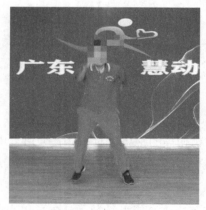

图 4-71　"欢庆"步

动作速度练习2：侧向移动

训练目的： 发展侧向移动能力，提升神经肌肉激活程度及动作协调性。

场地器材： 2米×20米平整场地。

动作要求： 两脚分开与肩同宽，两臂自然下垂，屈髋屈膝微蹲，躯干挺直；双脚快速侧向移动，双臂自然放松摆动，左右两侧交替进行。

注意事项： 两脚侧移时尽量贴近地面，腾空不要太高。

组数与次数： 10～15米/组，3～5组/侧。

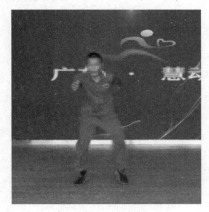 

图4-72 侧向移动

3. 位移速度（图4-73～图4-75）

位移速度练习1：追逐跑

训练目的： 提高反应速度和位移速度。

场地器材： 2米×60米长跑道。

动作要求： 两人一前一后，前者仰卧平躺，后者呈站立式预备起跑姿势，当听到"go"的信号后，前者迅速起立加速冲刺，同时后者迅速冲刺追赶前者。

注意事项： 根据情况调整两人之间的距离。

组数与次数： 3～5次/组，1～2组，组间间歇时间为30～60秒。

变化形式： 后退跑、侧身交叉跑等。

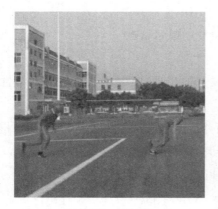

图 4-73　追逐跑

位移速度练习 2：后退跑

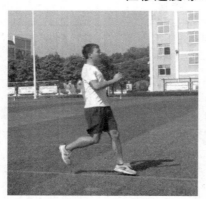

图 4-74　后退跑

位移速度练习：3：肩扛棒高抬腿跑

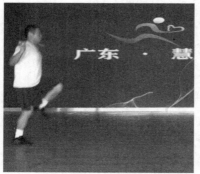
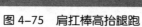

图 4-75　肩扛棒高抬腿跑

（五）灵敏协调性

灵敏协调性是建立在感知、认知、动作发展、力量、速度等身体条件基础上的，根据活动或运动的任务及外界场景完成的动作组合。目前，很多书都将灵敏性理解为各种变向的动作组合，对灵敏性的测试和评价也是如此，如比较流行的5-10-5折返跑、T形跑、L形跑、六边形跳等。毫无疑问，这些动作组合能力很重要，但它们不能代表灵敏性的全部。因为在各种身体活动或运动中，很少有机会能按预定的想法变向、变速，而是根据相应的场景随时改变方向和速度，甚至动作。如各种追逐跑游戏，被追的人可以按自己设想的路线、速度、方向跑，但追的人无法预设跑动路线和速度，须根据追逐的对象做相应的调整；篮球、足球、羽毛球、乒乓球等比赛项目，运动员需要根据球的路线、落点、双方球员或队友的位置实时做出动作调整。另外，灵敏协调性不仅涉及下肢，也需要上肢、躯干，甚至手眼的配合，如各种舞蹈动作。因此，灵敏协调性的训练需要从多个方面入手。

1. 动作协调性（图4-76 ~ 图4-80）

动作协调练习1：一枪打四鸟

训练目的： 提高动作灵敏协调性。

场地器材： 2米 ×2米平整空地。

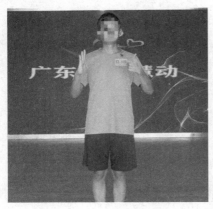

视频讲解示范

图4-76 一枪打四鸟

动作要求：一只手伸出拇指和食指，中指、无名指和小手指卷握做"枪"，另一侧手的拇指屈曲于掌心，其他四指并拢伸直代表四鸟，两手相对意为"一枪打四鸟"。然后两手同时变换手型，"鸟"变"枪"的同时，"枪"变"鸟"，多次重复，出错停止，重新开始。

注意事项：在手型变换正确的情况下，逐渐加快速度，熟练后停止训练。

组数与次数：5 ~ 10 次 / 组，3 ~ 5 组，组间歇时间 10 ~ 30 秒。

动作协调练习 2：动态石头、布

训练目的：提高动作灵敏协调性。

场地器材：2 米 ×2 米平整空地。

动作要求：双脚分开与肩同宽，自然站立，一侧手臂前伸做推掌动作，另一侧手臂屈肘握拳于腰间；前伸的手臂屈肘至腰间，由掌变拳；同时握拳的手臂前伸，由拳变掌。当成功变换 7 次后，两手型互换，再重复上述动作；如能连续 14 次熟练变换无误，则加上原地踏步做上述动作。

注意事项：在前两种练习熟练的情况下加踏步；手型变换连续不停顿。

参考标准：50 岁以上，正确次数 0 ~ 8 次；

　　　　　　42 ~ 50 岁，正确次数 9 ~ 12 次；

　　　　　　30 ~ 41 岁，正确次数 13 ~ 20 次；

　　　　　　23 ~ 29 岁，正确次数 21 ~ 24 次；

　　　　　　18 ~ 22 岁，正确次数 25 ~ 28 次。

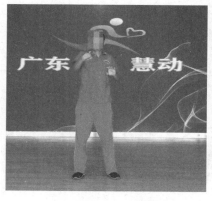

图 4-77　动态石头布

动作协调练习3：绳梯开合跳

训练目的：提高下肢灵敏协调性。

场地器材：2 米 ×15 米平整空地、绳梯。

动作要求：于绳梯一端站立，双脚同时向前上方跳起后，两脚左右分开，分别落在绳梯第一格的两侧，然后双脚再同时跳起，双腿并拢，落在绳梯第一格里面。依次跳跃前行。

注意事项：跳跃有弹性、有节奏。

组数与次数：8 ～ 10 米 / 组，3 ～ 5 组，以正常步速返回即可进行第二次练习。

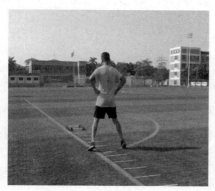

图 4-78　绳梯开合跳

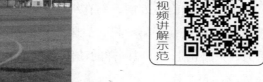

动作协调练习4：小碎步前行

训练目的：提高下肢的灵敏协调性。

场地器材：2 米 ×15 米平整空地、绳梯。

动作要求：运动姿态，重心稍降低，屈膝屈髋，前脚掌触地，高频踏步前行，确保两脚踏过绳梯每一个格子。

注意事项：动作顺畅、有节奏。

组数与次数：8 ～ 10 米 / 组，3 ～ 5 组，以正常步速返回即可进行第二次练习。

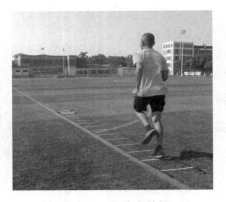

图 4-79　小碎步前行

动作协调练习 5：侧向小碎步

训练目的：提高下肢的灵敏协调性。

场地器材：2 米 ×15 米平整空地、绳梯。

动作要求：侧对前进方向，站在绳梯第一格的后面，屈髋微蹲；靠近绳梯的脚先起动，踏进绳梯第一格，后脚跟进；然后先起动的脚后退到绳梯外面，随后另一只脚也退出；以同样的动作，先起动的脚踏入第二格，后脚跟进，依次通过绳梯的每一格。

注意事项：动作顺畅、有节奏。

组数与次数：8 ~ 10 米 / 组，3 ~ 5 组，以正常步速返回即可进行第二次练习。

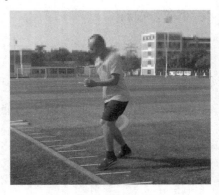

图 4-80　侧向小碎步

2. 变向能力（图 4-81～图 4-83）

变向能力练习 1：5-10-5 折返跑

训练目的： 提高突停变向及加速能力。

场地器材： 20 米平整跑道、3 个标志桶（间隔 5 米一字排开，两边留出缓冲空间）。

动作要求： 于中间标志桶处站立式起跑准备，听到口令迅速摆臂加大步幅、频率，跑向左侧的标志桶，接近折返点时减速，手触标志桶后，以任意腿为中轴，转身跑向另一端标志桶。同样的动作触碰右侧标志桶后折返至中间标志桶结束。时间越短越好。

组数与次数： 2～3 次/组，1～3 组，以正常步速返回即可第二次练习，组间间歇时间为 30～60 秒。

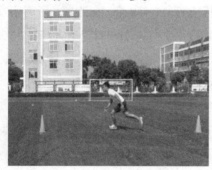

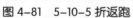

图 4-81 5-10-5 折返跑

变向能力练习 2：T 形跑

训练目的： 提高不同方向的跑动及变向加速能力。

场地器材： 15 米 ×20 米平整空地、标志桶。

动作要求： 站立式起跑姿态，向前加速跑 5 米，触及标志桶后，向左侧滑步 5 米，触及标志桶；再向右侧滑步 10 米，触及标志桶；再向左侧滑步 5 米至中间并触及标志桶，迅速后退跑 5 米至起点。

注意事项： 左右滑步时不要出现交叉步。

组数与次数：5 ~ 8 次，次间歇时间为 10 ~ 30 秒。

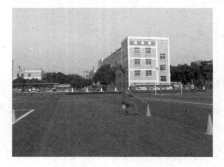

图 4-82 T 形跑

变向能力练习 3：S 形跑

训练目的：提高变向突停及加速跑动能力。

场地器材：20 米 × 2 米平整空地、标志杆（5 ~ 8 个，在跑道上一字排开）。

动作要求：面向标志杆，偏左，距第一个标志杆 3 米左右保持站立式起跑姿态，起跑后对着第一个标志杆的右侧全速跑进，绕过第一个标志杆后，对着第二个标志杆的左侧继续跑进，依次按 S 形跑完所有的标志杆。

注意事项：动作顺畅，尽量不减速。

组数与次数：5 ~ 8 次，次间歇时间为 10 ~ 30 秒。

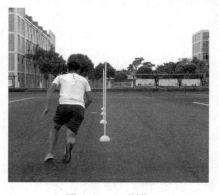

图 4-83 S 形跑

3. 综合灵敏协调（图 4-84、图 4-85）

灵敏协调综合练习 1：不倒杆

训练目的： 提高灵敏协调能力。

场地器材： 10 米 ×10 米平整空地、长杆若干、球（或其他类似代替物）。

动作要求： 5 人以上围成一个圈，间隔大于 2 米，每人手持一根长杆，当听到"go"的口令后，所有人都放开长杆，按顺（逆）时针方向跑向下一个杆。整个过程，长杆不能倒地，否则视为失败。长杆按照圆圈内每人轮换完一遍为成功，规定有限的比赛时间。

注意事项： 人移动时松开手，不要用力推或手握长杆跑；组织者多变换信号形式。

组数与次数： 3 ~ 5 圈 / 组，1 ~ 2 组。

变换方式： 用球代替长杆，做球体上抛，在球落地之前。迅速换位接球；球、杆相间进行游戏。

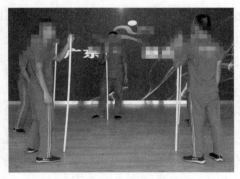

图 4-84 不倒杆

灵敏协调综合练习 2：稳如泰山

训练目的： 提高身体动态平衡能力及灵敏协调性。

场地器材： 3 米 ×3 米平整空地、两个波速球（或平衡盘）。

动作要求： 两人面对面分别站在波速球上，双手伸出，掌心相对。游戏开始，两人随时准备推对方使其因对方失去平衡而脚落地，同时也随时预防被对方推而失去平衡从波速球上掉下来。其中一人掉下来代表游戏结束。

注意事项： 只能通过推手的形式使对方失去平衡，不能采取其他方式干扰对方。

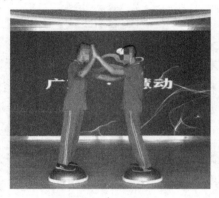

视频讲解示范

图4-85　稳如泰山

（六）爆发力（快速伸缩复合）

爆发力是肌肉收缩速度和力量的乘积，在日常生活、劳作及各种体育运动项目中有很重要的地位。跳深（跳箱）练习是发展下肢爆发力的常用手段，药球是发展上肢、旋转及全身爆发力最简单、最安全的器材。

1. 上肢爆发力（图4-86～图4-89）

上肢爆发力练习1：仰卧抛接药球

训练目的： 提高上肢推的爆发力。

场地器材： 2米×2米平整空地、瑜伽垫、药球（重量适中）。

动作要求： 练习者仰卧于瑜伽垫上，双手持药球置于胸前，辅助者站立于练习者身体一侧，练习者快速、用力把药球垂直向上推出，辅助者将药球接住；确认练习者伸出手臂准备接球，辅助者松手使药球自由下落到练习者胸前，练习者触到药球后屈肘缓冲，并再次将药球推出。

注意事项： 推球时呼气；辅助者注意练习者的状态，确保安全。

组数与次数： 10～15次/组，2～3组，组间间歇时间为30～60秒。

进阶方式： 增加药球重量。

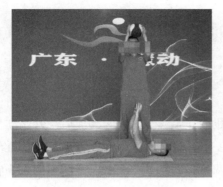

图 4-86 仰卧抛接药球

上肢爆发力练习 2：击掌俯卧撑

训练目的：提高上肢推的爆发力。

场地器材：2 米 ×2 米平整空地、瑜伽垫。

动作要求：俯卧撑姿势准备，躯干、臀部和下肢挺直，双手与肩同宽支撑，上肢快速伸肘用力使身体尽可能高地离地，同时双手离地击掌，随后双手触地屈肘缓冲，恢复成起始姿势。

注意事项：发力推起时呼气，下落时吸气。

组数与次数：10 ~ 15 次 / 组，3 ~ 5 组，组间间歇时间为 30 ~ 60 秒。

进阶或退阶：抬高脚的支撑高度、跪姿击掌俯卧撑。

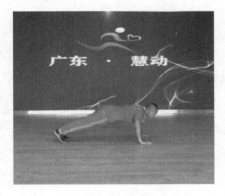

图 4-87 击掌俯卧撑

上肢爆发力练习 3：跨步胸前推球

训练目的： 增加上肢爆发力及协调性。

场地器材： 2 米 × 10 米平整空地、药球、墙（或辅助练习者）。

动作要求： 练习者距离墙（或辅助者）4 ~ 5 米，两脚前后分开站立，双手持球于胸前，前脚蹬，后脚向前跨一步，同时快速用力地将球从胸前推出。

注意事项： 根据练习者力量大小调整到墙壁的距离，以球能弹回来为宜。

组数与次数： 10 ~ 15 次 / 组，3 ~ 5 组，组间间歇时间为 30 ~ 60 秒。

变换方式： 增加药球重量。

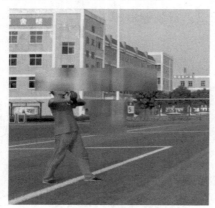

图 4-88　跨步胸前推球

上肢爆发力练习 4："水上"抛接球

训练目的： 提高动态平衡能力及上肢爆发力。

场地器材： 2 米 × 10 米平整空地、平衡盘、波速球和药球。

动作要求： 两个平衡盘距离 3 米左右，两人面对面站于平衡盘上，保持身体平衡，其中一人手持药球于胸前，然后将药球抛向对面同伴，同伴把球接住的同时保持身体平衡稳定，然后将球抛回。如此往复，两人来回抛接球。

注意事项： 药球运行轨迹呈抛物线，且根据情况调整距离，药球落在接球者胸前位置为宜。

组数和次数：3 ～ 5 次 / 组，3 ～ 5 组 / 人，组间间歇时间为 30 ～ 60 秒。

进阶或退阶：不稳定支撑（站在波速球上）抛药球。

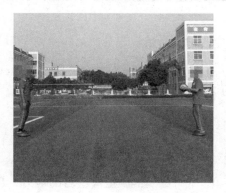

图 4-89 "水上"抛接球

2. 下肢爆发力（图 4-90 ～图 4-96）

下肢爆发力练习 1：双脚跳小栏架

训练目的：增加下肢爆发力。

场地器材：2 米 ×15 米平整空地、小栏架（5 ～ 8 个，一字排开）。

动作要求：站在距离第一个小栏架 40 厘米左右的地方，双脚开立略比肩宽；双臂伸直后摆，双腿屈膝，双臂前上方快速摆动的同时，下肢蹬地发力向前上方跳起并越过第一个栏架，落地后手臂迅速后摆，屈膝缓冲，恢复成起跳准备动作，再跳第二个小栏架。依次进行，跳完所有的小栏架。

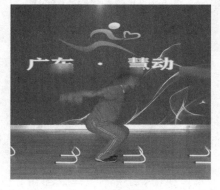
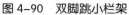

图 4-90 双脚跳小栏架

注意事项：落地声音越小越好；行进方向与小栏架"两只脚"的方向相反。

组数与次数：3 ~ 5组，跳完后正常步速走回起始位置即可进行第二次练习。

变换方式：增加（降低）栏架高度或增加负重。

下肢爆发力练习2：单脚跳小栏架

训练目的：增加下肢爆发力。

场地器材：2米×15米平整空地、小栏架（5 ~ 8个，一字排开）。

动作要求：面向栏架，站在距离第一个小栏架40厘米左右的地方，单脚支撑；双臂配合下肢做单脚跳，越过第一个栏架，落地后屈膝缓冲，恢复成单脚起跳准备动作，再跳第二个小栏架。依次进行，跳完所有小栏架，左右两侧交替进行。

注意事项：落地声音越小越好；行进方向与小栏架"两只脚"的方向相反。

组数与次数：5 ~ 8个栏架/组，3 ~ 5组/侧。

变换方式：增加（降低）栏架高度或增加负重。

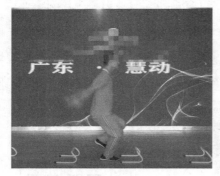

图 4-91 单脚跳小栏架

下肢爆发力练习3：侧向单脚跳小栏架

训练目的：增加下肢爆发力。

场地器材：2米×15米平整空地、小栏架（5 ~ 8个，一字排开）。

动作要求：侧对小栏架，距离第一个栏架约 30 厘米；靠近栏架一侧腿单脚跳起且越过第一个小栏架，落地屈膝缓冲，稳定后，再跳过第二个小栏架。依次进行，跳完所有的小栏架，左右两侧轮流进行。

注意事项：落地声音越小越好；行进方向与小栏架"两只脚"的方向相反。

组数与次数：5 ~ 8 个栏架 / 组，3 ~ 5 组 / 侧。

变换方式：降低或增加小栏架高度。

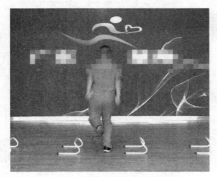

图 4-92　侧向单脚跳小栏架

下肢爆发力练习 4：双脚跳箱（台阶）

训练目的：增加下肢爆发力。

场地器材：2 米 ×15 米平整空地、跳箱（5 ~ 8 个，一字排开，间距根据需要调整）。

动作要求：练习者距离第一个跳箱约 30 厘米，面向跳箱双脚开立略比肩宽，双臂伸直后摆、双腿屈曲做起跳准备。手臂向前上方快速摆动，下肢发力向前上方跳跃，落地屈膝缓冲。

注意事项：轻轻落到跳箱（台阶）上，声音越小越好。

组数与次数：3 ~ 5 组，跳完后正常步速走回起始位置即可进行第二次练习。

变换方式：变换跳箱（台阶）高度或负重跳。

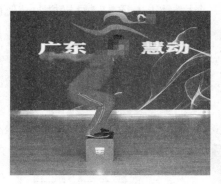

图 4-93 双脚跳箱（台阶）

下肢爆发力练习 5：单脚跳箱（台阶）

训练目的：提高下肢爆发力。

场地器材：2 米 × 10 米平整场地、跳箱（5 ～ 8 个，一字排开，间距根据需要调整）。

动作要求：站在第一个跳箱的后面，距跳箱 40 厘米左右，双臂配合单脚起跳，起跳脚落在第一个跳箱上，稍停顿后跳下，然后同一只脚再跳上第二个跳箱，依次跳完所有的跳箱，慢慢走回起点，换另一只脚跳，左右两侧交替进行。

注意事项：轻轻落到跳箱（台阶）上，声音越小越好。

组数与次数：5 ～ 8 个跳箱（台阶）/ 组，3 ～ 5 组 / 侧。

变换方式：降低或增加跳箱高度，增加负重。

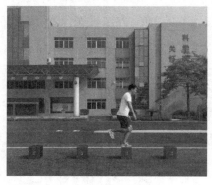
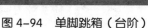

图 4-94 单脚跳箱（台阶）

下肢爆发力练习6：侧向单脚跳箱（台阶）

训练目的：增加下肢爆发力。

场地器材：2米×15米平整空地、跳箱（5～8个，一字排开，间距根据需要调整）。

动作要求：侧对跳箱，站在第一个跳箱后面，距跳箱30厘米左右，靠近跳箱一侧的脚起跳，落在第一个跳箱上，稍停顿后跳下，然后同一只脚再跳上第二个跳箱，依次跳完所有的跳箱，慢慢走回起点，换另外一只脚跳，左右两侧交替进行。

注意事项：轻轻落到跳箱（台阶）上，声音越小越好。

组数与次数：5～8个跳箱（台阶）/组，3～5组/侧。

变换方式：降低或增加跳箱高度，增加负重。

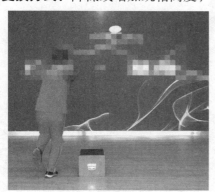

图4-95　侧向单脚跳箱（台阶）

下肢爆发力练习7：双脚跳小栏架＋纵跳

训练目的：增加下肢爆发力。

场地器材：2米×15米平整空地、栏架（5～8个，一字排开，间距根据需要调整）。

动作要求：面向小栏架，站在距离第一个小栏架40厘米左右的地方，双脚开立略比肩宽；双臂伸直后摆，双腿屈膝，双臂向前上方快速摆动的同时，下肢蹬地发力向前上方跳起并越过第一个栏架，落地后手臂迅速后摆，屈膝缓冲，恢复成起跳准备动作，接一个原地纵跳，落地屈膝缓冲后再向前上方跳起越过第二个小栏架。依次进行，每跳过一个小栏架做一次原地纵跳，直至跳过所有的小栏架，慢慢走回起点，再进行下一组练习。

注意事项：落地要轻，声音越小越好，纵跳尽量高。

组数与次数：5 ~ 8 个小栏架 / 组，3 ~ 5 组 / 侧。

变换方式：降低或增加栏架高度、负重练习。

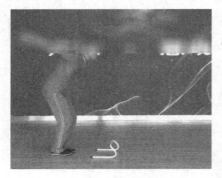

图 4-96 双脚跳小栏架 + 纵跳

3. 旋转爆发力（图 4-97）

旋转爆发力练习：侧抛药球

训练目的：增加核心旋转爆发力。

场地器材：2 米 ×20 米平整空地、瑜伽垫、药球、墙（或辅助练习者）。

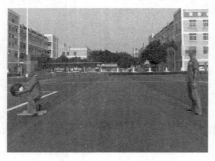

图 4-97 侧抛药球

动作要求：练习者距离墙壁约 1 米，以右侧为例，右膝跪地呈短弓步姿势。

双臂伸长，右手抱球外侧，左手托球下部置于大腿上方，向右侧旋转蓄力，有意识地用后腿和髋关节旋转快速发力向左侧抛球，左右两侧交替进行。

注意事项：练习者腰部保持直立，抛球时呼气。

组数与次数：5 ~ 10次/组，3 ~ 5组/侧。

变换方式：增加药球重量或站姿抛球。

（七）循环训练

循环训练法是以标志物或标志线圈出几个区域作为"站点"，在每个"站点"设计相应的功能动作或身体活动练习，规定每个"站点"需做的次数或时间，让参与者从一个"站点"到另一个"站点"按顺序进行多次循环的运动形式。如果配以参与者喜欢的动感音乐，效果会更好。一般情况下，设置5 ~ 12个"站点"，其可以作为间歇训练的一种形式。

1. 六个站点循环训练（图 4-98）

最伟大拉伸—对拳俯卧撑—双手交替甩体能绳—Flexi-bar 练习—行进间踢腿—波比跳

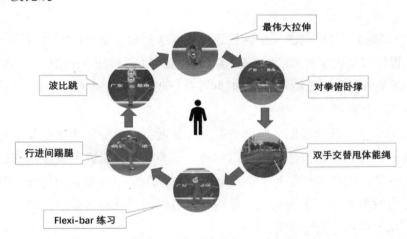

图 4-98　循环训练示意图（6 站点）

2. 八个站点循环训练

抬腿提踵走—仰卧接抛药球—动态石头、布—跪姿推健腹轮—手足走—轮胎翻转—行进间燕式平衡—农夫走。

3. 十个站点循环训练

"蝎步"蹲—平板撑—单脚侧跳小栏架—俯身划船—多方向弓步—熊爬—

自重深蹲—标准侧撑—抢水瓶—跳箱（单脚侧跳）。

4. 十二个站循环训练

弓步蹲—猫式伸展—开合跳绳梯—壁虎爬—仰卧挺髋—跪姿推药球—T形跑—波速球平衡站立—翻碟子—手足走—弹力带过头推举—追逐跑。

（八）恢复与再生

恢复与再生是通过有目的、有计划的适当的身体活动和适宜的营养补给，帮助运动者解决大量训练和比赛所导致的身体和心理上的疲劳，有效加快机体各组织器官的恢复、再造或重建，让机体更快地适应下一次运动。

软组织的恢复与再生是主要内容之一，即通过使用辅助设备帮助练习者促进血液、淋巴回流，重新恢复肌肉正常形态，缓解肌肉强直收缩的程度，避免、减缓延迟性酸痛等。

运动后 5 ~ 10 分钟内进行放松，有利于静脉血回流和全身功能的恢复。一般的恢复与再生技术主要包含静态拉伸（详见前面关节灵活性内容）和按摩两种，本书对专业的推拿按摩不做介绍，重点介绍利用泡沫轴进行的自我按摩。

泡沫轴挤压可以刺激深层的神经，从而达到放松整个肌群的目的。基本方法：慢慢移动或滚动至最疼痛处用身体或肢体重量按压，在该处停留 5 ~ 10 秒，如果某处肌肉感觉特别疼痛，时间可稍长些，直到疼痛有一定程度的缓解。一个肌群一般持续 30 ~ 60 秒。

注意事项：滚动按摩从肌肉的起点（靠近身体中心）到止点（远离身体中心）；泡沫轴滚动按压肌肉软组织处，不要放在骨骼或关节处。若要取得较好的效果，需要做到以下三点：第一，运动后 5 ~ 10 分钟内进行；第二，保持正常呼吸频率，不要憋气，疼痛时，可以用深呼吸来调节；第三，由下到上、从大到小、先浅后深。

泡沫轴放松练习如图 4-99 ~ 图 4-102。

泡沫轴放松练习 1：大腿内侧放松

训练目的：缓解大腿内侧肌肉疲劳，促进功能恢复正常。

场地器材：2 米 ×2 米平整空地、瑜伽垫、泡沫轴。

动作要求：俯卧姿，肘撑，单腿外展，将泡沫轴置于大腿近髋关节处，对侧腿伸直，以肘为支点，身体左右移动，带动大腿在泡沫轴上滚动。向远身体方向滚动时，大腿用力下压；向近身体方向滚动时，大腿稍微上抬以减轻压力并还原，特别酸痛处作 5～10 秒停留。

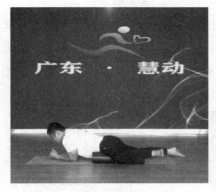

图 4-99　泡沫轴放松大腿

泡沫轴放松练习 2：大腿前侧放松

训练目的：缓解大腿股四头肌肉疲劳，促进功能恢复正常。

场地器材：2 米 ×2 米平整空地、瑜伽垫、泡沫轴。

动作要求：俯卧姿，肘撑，将泡沫轴置于大腿前侧近髋关节处，以肘为支点，身体上下移动，带动大腿在泡沫轴上滚动。向下滚动时，大腿用力下压；向上滚动时，大腿稍微抬高以减轻压力并还原，特别酸痛处作 5～10 秒停留。

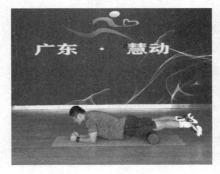

图 4-100　大腿前侧放松

泡沫轴放松练习3：大腿外侧放松

训练目的：缓解阔筋膜张肌、髂胫束疲劳，促进功能恢复正常。

场地器材：2米×2米平整空地、瑜伽垫、泡沫轴。

动作要求：侧卧，手撑或肘撑，支撑腿的外侧近髋关节处置于泡沫轴上，另一侧腿在身体正前方踩地，以肘或手为支点，身体上下移动，带动大腿在泡沫轴上滚动。向下滚动时，大腿用力下压；向上滚动时，大腿稍微抬高以减轻压力并还原，特别酸痛处作5～10秒停留。

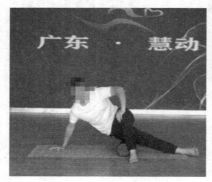

图 4-101 大腿外侧放松

泡沫轴放松练习4：肩背放松

训练目的：缓解背部肌肉紧张，促进功能恢复正常。

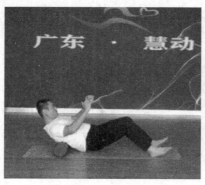

图 4-102 肩背放松

场地器材：2 米 ×2 米平整空地、瑜伽垫、泡沫轴。

动作要求：仰卧姿，双手屈臂置于胸前，双腿屈膝，将泡沫轴放在中背部，臀部抬起；双脚蹬地带动身体在泡沫轴上滚动，特别酸痛处作 5 ~ 10 秒停留。

四、身体运动功能训练案例

身体运动功能训练案例如表 4-7 ~ 表 4-10 所示。

表 4-7 身体运动功能训练案例（一）

第 5 周 节次：第 1 次 教练员：郭 ×× 、卓 ×× 、李 ×× 、林 ××

时间		90 分钟	训练人数	108 名强制隔离戒毒人员	
主题		关节灵活性、快速伸缩复合训练、灵敏协调性、功能性力量			
训练目的		丰富和巩固强制隔离戒毒人员快速伸缩复合的训练方法和手段，增加下肢的灵敏度与协调性，在理解动作要领的基础上，较熟练地完成动作			
顺序		训练内容		动作要求与组织	时间/分
准备部分	训练常规	（1）整队； （2）宣布训练内容、任务及训练要求		组织形式：Y ××××× ×××××	
	关节灵活性	（1）400 米田径场半场慢跑两圈； （2）颈部活动、肩部活动各 8 拍； （3）前弓步、侧弓步左右各 3 次； （4）最伟大拉伸左右各 2 次，共 4 次		（1）拉伸到最大幅度进行小幅度弹振； （2）弓步转体和最伟大拉伸，最大拉伸处停留 1 ~ 2 秒	10
基础部分	快速伸缩复合练习	（1）双脚跳栏架：跳停 5 次 / 组，3 组； （2）双脚跳栏架：连续 5 次 / 组，3 组； （3）单脚跳栏架：跳停 5 次 / 侧 / 组，3 组； （4）单脚跳栏架：连续 5 次 / 侧 / 组，3 组		（1）以落地轻、无声、站稳为原则； （2）栏架高度分高、低两个组别	20
	灵敏协调性	（1）绳梯分合跳：8 米 / 次，3 次； （2）交叉腿跳：8 米 / 次，3 次； （3）侧向小碎步：8 米 / 次，3 次； （4）侧身跳：8 米 / 次，3 次		（1）前脚掌着地； （2）膝关节微屈缓冲； （3）频率越快越好	20
	功能性力量	（1）分腿蹲 1 分钟 / 次，3 次； （2）俯卧撑 20 ~ 30 个 / 组，2 组； （3）侧桥、平板撑 1 分钟 / 次，3 次		（1）上身正直； （2）核心腰腹发力，保持正常呼吸节律	20
	基础部分三个组别分别进行，组间休息 10 分钟左右后轮换				10

顺序	训练内容	动作要求与组织	时间/分
放松部分	静态拉伸：股四头肌、股后肌群、臀部、背部。10 秒 / 次，5 次 / 侧	静态拉伸要求无痛原则下达到最大幅度	10
场地器材	场地：广东省 ×× 强制隔离戒毒所康复训练中心 器材：瑜伽垫 30 个、绳梯 2 条、小栏架 15 个（10 厘米、15 厘米、20 厘米各 5 个）		
负荷曲线		练习密度	50% ~ 55%
		最高心率	135 次 / 分
		平均心率	98 次 / 分
课后小结	本次课是春节假期后的第一节课，练习密度和练习强度为中低等水平，主要复习前期学过的内容。戒毒人员训练总体表现良好，没有异常		

表 4-8 身体运动功能训练案例（二）

第 6 周 节次：第 1 次 教练员：李 ××、卓 ××、古 ××

时间	90 分钟	训练人数	110 名强制隔离戒毒人员
主题	核心稳定性、快速伸缩复合训练、灵敏协调性		
训练目的	重点提高强制隔离戒毒人员的核心稳定性、灵敏协调素质和爆发力，增强心肺功能，在保证动作质量的基础上，较熟练地按要求完成训练		

顺序	训练内容		动作要求与组织	时间/分
准备部分	训练常规	（1）整队； （2）宣布训练内容、任务及训练要求	组织形式：　　 Y ××××× ××××××	10
	动态拉伸	（1）行进间髋外展：15 米 ×2 次； （2）行进间弓步转体：15 米 ×2 次； （3）最伟大拉伸：左右侧各 2 次	（1）拉伸到最大幅度进行小幅度弹振； （2）弓步和最伟大拉伸最大幅度处停 2 秒	

续表

顺序	训练内容			动作要求与组织	时间/分
基础部分	灵敏协调性	（1）绳梯训练：正向小碎步 ×3 组； （2）绳梯训练：侧向小碎步 ×2 组； （3）绳梯训练：侧向前前后后 ×2 组		用最快速度完成	20
	核心稳定性	（1）瑞士球俯卧撑：12 次 ×2 组； （2）瑞士球卷腹：15 次 ×2 组		腰背挺直，核心发力，稳定身体	20
	快速伸缩复合	（1）双脚跳箱：8 个 / 组，3 组； （2）单脚跳箱：8 个 / 侧 / 组，2 组； （3）侧向双脚跳箱：8 个 / 侧 / 组，2 组		（1）注意起跳时双手后摆，起跳姿势为屈髋屈膝； （2）落地轻、声音小	20
	基础部分每部分循环换组加休息				10
放松部分	静态拉伸：腹直肌、股四头肌、小腿三头肌拉伸。10 秒 / 次 / 侧，5 次 / 侧			静态拉伸要求在无痛原则下达到最大幅度	10
场地器材	场地：广东省 ×× 强制隔离戒毒所康复训练中心 器材：绳梯 2 个、瑞士球 6 个、跳箱（台阶）8 个				
负荷曲线				练习密度	50% ~ 55%
				最高心率	134 次 / 分
				平均心率	105 次 / 分
课后小结	本次课练习密度和练习强度为中等水平，主要提高戒毒人员的核心稳定性、灵活协调性和爆发力，戒毒人员训练表现良好				

表 4-9 身体运动功能训练案例（三）

第 29 周 节次：第 1 次 教练员：卓 ××、李 ××、林 ××

时间	90 分钟	训练人数	109 名强制隔离戒毒人员
主题	平衡稳定性、高强度间歇训练、核心及下肢力量		
训练目的	通过训练课，丰富和巩固强制隔离戒毒人员本体感觉的训练方法和手段；增强全身协调性和平衡能力，提高心肺功能，理解动作要领，较熟练地完成动作		

续表

顺序	训练内容		动作要求与组织	时间/分
准备部分	训练常规	（1）整队； （2）宣布训练内容、任务及训练要求	组织形式： ×××××× Y ×××××××	10
	关节灵活性	（1）400米田径场半场慢跑两圈； （2）C形拉伸：5次/侧/组，3组； （3）蝎步蹲：5次/侧/组，3组； （4）行进间踢腿：10米/组，3组	（1）注意C形拉伸时体会身体一侧被拉紧的感觉； （2）行进间踢腿，尽量高踢，身体正直	
基础部分	平衡稳定	水上抛接球：8次/组，3组	双脚站在平衡盘上保持平衡，脚不得触地	20
	高强度间歇	波比跳：8个/组，3组	动作连贯	20
	核心下肢力量	（1）平板撑：撑30秒，间歇30秒，完成3次为一组，3组； （2）分腿蹲：12个/组，5组	腰背平，不耸肩，保持正常呼吸节律；上体直立，大小腿屈曲呈90°	20
	基础部分每部分循环换组加休息			10
放松部分	静态拉伸：肱二头肌、肱三头肌、股四头肌、股后肌群、背部拉伸。10~30秒/次/侧，3次/侧		静态拉伸要求无痛原则下达到最大幅度	10
场地器材	场地：广东省××强制隔离戒毒所康复训练中心 器材：瑜伽垫30张、标志桶10个、平衡盘12个、篮球12个			
负荷曲线			练习密度	50%~55%
			最高心率	160次/分
			平均心率	115次/分
课后小结	本次课主要锻炼戒毒人员的核心力量和稳定性，上课秩序良好，戒毒人员的训练态度热情良好。由于前一天拓展训练环节的萝卜蹲游戏中蹲下起立重复次数较多，导致大部分戒毒人员出现肌肉酸痛的现象，此属于正常的生理反应			

表 4-10　身体运动功能训练案例（四）

第 32 周 节次：第 1 次　教练员：李 × ×、卓 × ×、古 × ×

时间	90 分钟		训练人数	109 名强制隔离戒毒人员	
主题	肌肉激活、力量训练、快速伸缩复合训练				
训练目的	通过训练课，增强强制隔离戒毒人员的上肢力量、爆发力和动作控制能力，增强心肺功能，在保证动作质量的基础上，安全地按要求完成训练				
顺序	训练内容		动作要求与组织		时间/分
准备部分	训练常规	（1）整队； （2）宣布训练内容、任务及训练要求	组织形式： ＸＸＸＸＸＸＸ Ｙ ＸＸＸＸＸＸＸ		10
	神经肌肉激活	（1）最伟大拉伸：左右侧各 3 次； （2）双脚侧向快速踏步：15 秒 ×2 组； （3）双脚原地快速踏步：15 秒 ×2 组	肌肉激活时做动作要求尽全力做到最快		
基础部分	力量训练	（1）杠铃：站姿杠铃推举 10×2 组； （2）杠铃：弓步杠铃推举 10×2 组	（1）保持腰背挺直，身体姿态稳定； （2）垂直上推杠铃		20
	快速伸缩复合	（1）双脚侧跳跳箱：8 个 / 组，3 组； （2）单脚侧跳跳箱：8 个 / 侧 / 组，2 组； （3）单脚跳跳箱：8 个 / 侧 / 组，2 组	（1）以屈髋屈膝的姿势起跳； （2）下落时进行缓冲，落地声音要小		20
	综合训练	（1）鸭子走； （2）大猩猩耍酷	（1）保持上体正直； （2）左右跳有弹性		20
	基础部分每部分循环换组加休息				10
放松部分	静态拉伸：股四头肌、股后肌群、臀大肌、腘绳肌拉伸。10 ~ 15 秒 / 次 / 侧，3 次 / 侧		静态拉伸要求无痛原则下达到最大幅度		10
场地器材	场地：广东省 × × 强制隔离戒毒所康复训练中心 器材：杠铃杆 4 个、迷你弹力带 10 条、跳箱（台阶）8 个				

顺序	训练内容	动作要求与组织		时间/分
负荷曲线		练习密度	60% ~ 65%	
		最高心率	155 次/分	
		平均心率	122 次/分	
课后小结	本次课练习密度和练习强度为中等水平，主要训练戒毒人员的上肢力量、爆发力和动作控制能力，戒毒人员总体训练表现良好，部分戒毒人员未按要求完成组数			

第三节　辅翼——素质拓展

一、素质拓展的阶段计划及任务

素质拓展的阶段计划及任务如表 4-11 所示。

表 4-11　素质拓展阶段计划及任务

功能区	生理脱毒区	教育适应区	康复训练区		回归指导区
训练阶段	适应训练阶段		基础训练	提高训练	巩固训练
拓展任务	了解毒品的危害，了解基本锻炼知识，解决为什么戒毒、为什么练的问题，提高戒毒的动机			进行挫折教育、个人挑战、人际交往与合作训练，提高戒毒人员人际交往信心	个人超越项目训练，提高戒毒人员自尊心和胜任感，增强成功戒毒信心及对未来的憧憬
主题	我的选择我做主			我的成功我坚信	我的未来我铸就
教育时间	入所第 1 个月至第 5 个月			入所第 6 个月至第 12 个月	入所第 13 个月至解除强制隔离戒毒
训练时间	5 个月			6 个月以上	1 至 3 个月

二、素质拓展设计的原则

（一）安全性原则

安全第一是强制隔离戒毒所的首要原则，离开了安全，一切都将成为无源之本。首先，器材的选购需要保证质量，场地布置需要排除安全隐患。其次，课程内容的设置要保证安全，"结绳"和"毕业墙"这类可能会诱发戒毒人员逃离的技术不能安排。最后，授课过程要保证安全，课前要充分准备，课中要注意观察，做好防护，课后要及时回收器材（如绳、棍、笔等强制隔离戒毒人员不允许随身携带的物体），如数清点，防止藏匿。

（二）科学性原则

针对科学性原则，首先，素质拓展的内容必须有助于戒毒人员的身心健康发展。其次，素质拓展的内容必须符合强制隔离戒毒人员的特点，如高空性项目以及带有诱导性的项目不能设置，也需要考虑男女性别差异。再次，素质拓展的内容必须为慧动戒毒服务，为戒毒的主体"身体功能性训练"服务，做好辅助与补充。最后，素质拓展教学过程要保证科学性，探索合理的教学方式。

（三）灵活多样性原则

针对灵活多样性原则，首先，素质拓展的内容设置要具备灵活性，需要根据强制隔离戒毒所的场地条件灵活设计，有些经典项目受场地条件限制不能进行，需要利用现有的条件进行改编，而非墨守成规。其次，要根据天气的变化、人员的出勤情况、体能训练情况灵活调整内容。一方面，广东的天气多变，一会儿晴空万里，一会儿乌云密布，需要准备晴天和雨天两套方案，根据天气状况灵活调整；另一方面，戒毒人员长期参与训练，不能全勤的现象时有发生，可能会影响分组和互动的配合，培训教师要灵活变化，及时调整。第三，随着参训时间的变化，戒毒人员的身心也在慢慢变化，课程的设置、授课方式都要随着这些变化不断调整。总之，培训教师或助手心中要有多种预案，要秉持灵活多变的原则，机动有序地进行课程的安排与讲授。

三、素质拓展设计主题及案例

素质拓展设计主题及案例如表 4-12 ～ 表 4-15 所示。

表 4-12　素质拓展的主题和内容

训练阶段	主题	活动名称	目标
适应训练和基础训练阶段	冰雪消融展翅重飞	旗人旗语、代号接龙	打破旧疴重建自我
	毒品危害我知道	毒品危害排排序	为什么戒毒
	身临其境	我和毒品的故事、我的墓志铭	为什么戒毒
	戒毒界新帮手	比手画脚、凭空传递	为什么运动
	健身达人	穿越烽火线	更好地运动
	你说我说大家说	高台演讲、我是传声筒	强化运动戒毒动机
提高训练阶段	互通有无	超音速、盲人方阵	沟通与交流
	肝胆相照	信任背摔、求生电网	信任与合作
	我运动我快乐	同进同退、蛟龙出海	快乐练
	我戒毒我幸福	无敌风火轮、链条加速	快乐练
	善待挫折	坦然面对、挑战 150	维持练
	积极应对	摆钉子、突出重围	维持练
	我能、我可以	手指的力量、优点轰炸	自信练
巩固训练阶段	出其不意	雷阵、钥匙扣传递	创新练
	感恩的心	同舟共济、感恩导词	主动练
	认识自我	优点与缺点、价值拍卖	主动练
	目标训练	目标搜索、摘桃子	定向练、习惯练
	和毒品说"goodbye"	冥想练习、放松训练	自我控制、降低毒品渴求
	角色扮演	七巧板、荒岛逃生	角色定位、为适应社会做准备
	我的未来不是梦	巧手绘蓝图、写给未来的我	职业规划与发展

表 4-13 赶走大毒魔——素质拓展案例（一）

拓展名称	赶走大毒魔	场地器材	×××强制隔离戒毒所田径场、扑克牌、纸、笔
课程目标	认识毒品的危害性，提高戒毒的内在动机；锻炼团体的合作、沟通和交流能力		
课程内容	①兔子舞；②逢七过；③毒品危害排排序；④极速 60 秒		

顺序	活动项目	组织与实施	时间/分
1	兔子舞	围成两个圆圈，全体右转，每人把手搭在前面人的肩上。听口令做出相同的动作	10
2	逢七过	分三组，围成三个圆圈，分别由三个培训师引导。从一人开始依次报数，"1，2，3，4，5，6，过，8，9"，逢七以及七的倍数喊"过"	10
3	毒品危害排排序	每一小组获得一种花色的扑克牌（A～K）。每个小组在培训师的引导下讨论毒品的危害，并按照危害程度从高到低排序，写好粘贴在扑克牌上，从 A～K，从高到低。完成后将扑克牌交给培训师	30
4	极速 60 秒	三组人员纵队排列，培训师将三组完成的"毒品序列牌"进行交叉互换，并打乱顺序放置在离队伍 10 米远处(前有物体遮挡)，分别有一名助理培训师在旁边进行监督。要求各组队员依序翻出 A～K，先完成的队伍获胜。每次每组只能上去一名队员，依次翻 A～K，若翻出的次序不对，则需要把该张牌合上，由下一位队员上前继续翻，直到依次翻出 A～K 为止	30
5	回顾与总结	（1）三组队员分别给出了自己认为的毒品危害高低顺序 天龙队排序：A.损害身体；2.撕裂家庭；3.危害社会；4.未能尽孝；5.摧残身体；6.失去自由；7.祸及后代；8.损害生理；9.失去亲情；10.损害大脑；J.失去自信；Q.失去信念；K.浪费金钱 蜜蜂队排序：A.伤害家人；2.破坏身体功能；3.浪费青春；4.失去自由；5.失去工作；6.扰乱社会治安；7.连累朋友；8.耗尽钱财；9.危害心理；10.情绪容易失控；J.生活混乱；Q.记忆力衰退；K.寿命变短 骨头队排序：A.危害身体；2.危害家庭；3.危害社会；4.危害心理；5.危害精神；6.扰乱治安；7.危害亲人朋友；8.影响生育；9.危害子女；10.危害国家；J.危害大脑；Q.体能下降；K.缩短寿命 （2）在极速 60 秒游戏中参与人员展现出了合作、沟通与交流能力，但个别人员也出现不遵守规则、为了取胜进行的投机行为，在批评后也及时进行了改正。表现出了团队意识、沟通和合作	20

表 4-14 认识运动——素质拓展案例（二）

拓展名称		认识运动	场地器材	田径场、卷尺、石灰粉
课程目标		了解运动对身体、心理的积极效应，提高戒毒人员"运动戒毒"的参与积极性；介绍相关运动知识，提高戒毒人员运动锻炼的知识储备；提高戒毒人员的沟通协调能力		
课程内容		①热身操；②名字接龙；③共同进退；④身体来说话（你比我猜）		
顺序	活动项目	组织与实施		时间/分
1	热身操	呈体操队形站立，依次活动头部、肩关节、髋关节、膝关节和踝关节		10
2	名字接龙	所有学员站成两排，两人一组面对面进行"剪刀、石头、布"PK，输的人站到赢的人的背后，由排头的人再找下一组进行 PK，直到所有人连接成一条"长龙"，活动结束		10
3	共同进退	分成三队，每队站在宽 20 厘米、长 30 米的"小河"一侧，要求每队自己讨论选择最佳队形，一起过河：①所有队员必须一起过河，过河的过程中任一人的脚触线或队伍出现断裂都视为失败；②每个队完成规定的次数；③在相同的时间内完成次数最多的队获胜		30
4	身体来说话	分成三队，每队呈圆形围坐，每队任一成员都可在"开始"口令下达后上台表演一个运动动作，其他队员猜测该动作属于什么运动项目（如篮球、游泳等），最先猜对的队获得积分，表演队员的所在队同时获得一分，表演错误或猜测错误不扣分，积分最多的队伍获胜 要求：队员彼此之间不能交头接耳，在"开始"口令后进行抢答		30
5	回顾与总结	在共同进退项目中，通过讨论，天龙队很快商量并选择了最佳的队形和行进方式；骨头队在尝试错误后也选择了最优方案，而蜜蜂队表现出了领导不力、队员彼此信任不足、沟通不畅等问题，培训师在进行了及时的引导后，队员修正了问题，并在最后的比拼中获得了不错的成绩。队员对很多运动项目都有一定程度的了解，如了解棒球、游泳、举重、高尔夫等近 17 种运动项目，培训师在此基础上对不同项目进行了有侧重的介绍，并与学员针对不同运动对身体、心理方面的益处进行了讨论，通过讨论，学员加深了对运动戒毒的认识，提高了运动戒毒参与的积极性		10

表 4-15　加速前进——素质拓展案例（三）

拓展名称	加速前进		场地器材		田径场
课程目标	竞争类的集体项目，一方面可提高戒毒人员的身体素质，另一方面通过竞争获胜，可提高其自信心和自我效能感，增强对成功戒毒的期许				
课程内容	①圆圈舞；②反口令练习；③"天龙八步"；④链条加速				
顺序	活动项目	组织与实施			时间/分
1	圆圈舞	所有学员围成圆圈站立，一人的左手从前面人腋下伸出与其右手相握，进而形成一个闭合的圆圈，听培训师的口令一起做跳、跑、蹦、伸腿等一系列动作			10
2	反口令练习	培训师发出口令，学员做相反的动作，如喊"向左转"，学员做出向右转的动作。练习包括：左右转反口令练习；反向跑反口令练习；加"我说"正常做动作，不加"我说"则做反口令练习			10
3	"天龙八步"	所有学员围成圆圈站立，面向圆心，学员将左右手搭在左边和右边人的肩膀上，所有人听口令一起做向前"正步踢腿"动作，一步一步向前走，直到不能缩小为止。看能向前走多少步			30
4	链条加速	呈几路纵队站立，后面的人将脚放在前面人的手上，每队的所有人连起来从起点一起加速向前跑，最后一名学员冲过终点后比赛结束。要求：移动过程中学员不能松手，队伍不能断裂			30
5	回顾与总结	竞争类项目是戒毒人员比较喜欢的项目，大多数戒毒人员都有比较强烈的竞争、争先意识。在竞赛类项目中获胜，一方面可以增加学员们的愉悦感，提升其自信心；另一方面，在点评环节对每个学员在比赛中表现出的沟通能力、服从能力、配合能力、领导能力等各个闪光点进行引导，能够提高他们的自信心和自我效能感，增加他们对成功戒毒的期许			10

第四节　辅翼——心理团辅

一、心理团辅阶段任务与计划

　　根据"慧动"运动戒毒的需要制定心理团辅阶段计划、目标和任务，并在多维度心理矫治理念和阶段改变理论的指导下，确定 11 个训练主题。心理团辅阶段计划与任务如表 4-16 所示，主题和内容如表 4-17 所示。

表 4-16　心理团辅阶段计划及任务

功能区	教育适应区		康复巩固区		回归指导区
训练阶段	前思考阶段	思考阶段	准备阶段	行动阶段	维持阶段
主要任务	了解毒品的危害，思考运动与戒毒的关系	思考自我价值观，衡量运动与戒毒的利弊，坚定戒毒决心	进行人际交往与团体、挫折训练，明确运动及戒毒动机	进行渴求应对、拒毒技巧、正念情绪管理训练，提高应对技能，增强戒毒信心	设立目标与执行计划，增强自尊感，明晰对未来的规划，增强成功戒毒回归社会的期待与信心
时间	入所第 1 个月	入所第 2 个月	入所第 3 ~ 5 个月	入所第 6 ~ 12 个月	入所第 13 个月直至出所
训练时间	1 个月	1 个月	3 ~ 4 个月	6 个月以上	1 个月以上

表 4-17　心理团辅的主题和内容

阶段	主题	活动名称	主要技术	目的
前思考阶段	毒品危害及戒毒	毒品知识竞赛	认知行为疗法	解决为什么练
	身体在诉说	镜中人生	舞动疗法	促进训练
思考阶段	戒毒与训练	热气球冥想	认知行为疗法	促进训练
	运动苦与甜	美好祝福	动机提高技术	维持训练
准备阶段	挫折应对	鸡蛋变凤凰	问题解决技术	维持训练
	人际交往与团队合作	我的人际圈	人际交往和团队合作技术	合作意识
行动阶段	自控有方法	场景定格	心理情景剧	快乐练
	正念疗心	身体扫描	正念疗法	快乐练
维持阶段	我与我家	理想中的家	家庭治疗技术	快乐练
	朝目标前行	我的戒毒之路	PDCA 技术	主动练，有目标
	未来不是梦	生涯规划	生涯规划技术	追求梦想

二、心理团辅设计原则

（一）目标性

团体心理辅导要有明确的目标及具体的阶段目标，也要有长远的终极目标。团体心理辅导的教学方案在特定主题下应考虑参与者的内在需求与成长，活动不是哈哈一乐，只为暂时的高兴，而是要向参与团体的预期目标推进，切实促进成员的成长与完善。团体心理辅导的方案要紧紧围绕团体的目标，结合实际情况,切实可行。另外,还要围绕着目标考虑参与的人数、场地、时间、道具等具体因素,选择适合的、操作性强的活动。

(二)系统性

一次课程的团体心理辅导方案所包含的各活动环节要前后一致,循序渐进,它是一个有机的整体。一般而言,活动由浅入深、由表及里逐渐展开,由行为、情感到认知层次逐渐加深;有热身活动、主题活动,也有结束巩固的活动,因每个活动有其内在的联系性,所以顺序不能颠倒;不同活动环节的组合也要科学合理,不可随意而为。

(三)可行性

团体心理辅导的组织者应该选择自己有把握的、熟练的或能够驾驭的活动方案,避免那些自己不熟悉或超出能力之外的活动方案,活动方案精彩,但若操作性差也达不到预期效果。若实施的是没有操作过的团辅方案,上课之前务必实际地自我演练操作多遍,发现问题、查漏补缺、及时完善,方可实施活动。此外,课前还需要细加挑选。

三、心理团辅设计主题及案例

心理团辅设计主题及案例如表 4–18 ~ 表 4–21 所示。

表 4–18　身体在述说——心理团辅案例(一)

名称	身体在诉说		地点	团体辅导室
目标	聚焦身体感受,体验关系互动;引发内在思考;学习利用身体表达自我			
单元	活动	详细内容		时间/分
1	拍打身体	分成三组,分别由三个咨询师带领。学员依次拍打手掌,播放轻音乐,引导学员进行呼吸放松,将注意力放在身体感受上。引导学员回忆身体陪伴自己度过的岁月,对身体表达感谢,拍打身体,让身体放松		10
2	镜中人生	进行身体镜像模仿。由一位学员做出一个动作,其他学员即时模仿,直至所有成员完成,动作不可重复。模仿体验完成后,分享做不同动作的感受与想法		20
3	自我表达	身体表达的训练。在咨询师引导下:①每位学员进行自我介绍:"我叫 ××,我是一个怎样的人",给自己取一个能代表自己的昵称,并同时做出动作展现自己的个性。②利		30

单元	活动	详细内容	时间/分
3	自我表达	用身体语言表达参加体能训练的感受,其他学员猜测其情绪。③分享:在进行身体表达的时候有何感受?能否运用身体准确地表达自我?	
4	回顾与总结	(1)让学员以冥想拍打的方式关注身体的感觉,使其暂时放下杂念,很快地进入放松状态; (2)镜中人生,学员开始时动作拘谨,在咨询师进行引导和鼓励后逐渐放开,过程中出现了很多体能训练的动作,学员对利用身体表达自我感受有了更深的了解; (3)自我表达中,负面情绪感受有累、肌肉酸痛、吃不饱等,正面的情绪感受有睡眠变好了、精神状态变好了。咨询师引导学员关注在体能训练中自我身体感受,并感受其中的积极情绪及想法,增强体能训练过程中舒适的体验	30

表 4-19 运动苦与甜——心理团辅案例(二)

名称	运动苦与甜		地点	团体辅导室
目标	正确认识运动时生理和心理上的变化;理解坚持运动的心理学效应,帮助学员解除畏难心理;提高学员参与体能训练动机水平,增强戒毒动机			

单元	活动	详细内容	时间/分
1	猎人与松鼠	三个学员一组,两个学员把手搭成树的形状,剩下一名学员做"松鼠"。由带领者喊口令,共有三个口令:"猎人来了",所有的"松鼠"换位置;"着火了",所有的"大树"开始重组;"地震了",在场所有人全部重组	10
2	身体传球	分三组,分别由三个咨询师带领,学员进行抛物想象活动。第一名学员想象手中有一个东西,其他学员需要猜出是什么。然后第一名学员将其抛给任意一个学员,到第二名学员手中时东西发生变化,第二名学员需演示自己手中的是什么,其他学员猜出后,抛给下一位学员,不能重复,直至所有人完成一次	20
3	我的变化	学员分组讨论与分享:运动时我的身体发生了哪些变化?我的心理发生了哪些变化?咨询师从身体层面和心理层面进行总结,科学阐述运动过程中我们身心会发生的一些变化,维持学员的运动热情	20
4	美好祝福	想象送礼物活动。由一名学员选择一个想送礼物的对象,用肢体语言描绘出这件礼物并送给对方,让对方猜测是什么礼物,然后学员表达祝福。收到礼物的学员再选择下一名学员送出礼物,以此类推,直到每个学员都收到礼物	20

单元	活动	详细内容	时间/分
5	回顾与总结	通过讨论，学员分享了自己在运动中的感受，对运动过程中身心的经历有了更系统的认识。咨询师通过示范带领，帮助学员积极参与到活动中。面对运动中的身心变化，咨询师带领学员讨论积极的应对方法，介绍克服畏难心理、坚持训练的技巧，提高体能训练的动机水平	20

表4-20 自控有方法——心理团辅案例（三）

名称	自控有方法		地点	团体辅导室
目标	让学员了解渴求的产生，识别渴求的触发因素及危险性；掌握渴求的应对策略；提高学员参与体能训练的动机水平			

单元	活动	详细内容	时间（分钟）
1	老师说	分成三组，分别由三个咨询师带领。咨询师发出两种口令：当学员听到口令面前加了"老师说"时，按照口令做动作；当口令只有动作指令时，则不做动作。例如，口令为"向左转"，学员不动；口令为"老师说向左转"，学员要向左转	10
2	场景定格	学员分组讨论：容易引发对毒品产生渴求的情境有哪些？然后每四人一组，选择一个容易引发渴求的情境，用动作演绎出来，最后定格一个画面。整个过程不允许对话，只能用肢体语言表达。表演完毕，学员分享整个过程的感受：作为表演者有何感受？作为观看者有何感受？讨论场景中的人物、动作，做什么改变能避免或应对渴求	30
3	应对有方	学员分组讨论：过往成功拒绝毒品的经验？采用何种方法成功拒毒？讨论后，学员针对情境定格中选择的场景继续进行分组练习，根据每个人的角色，自行设计情节及台词，练习在该情境下如何成功拒绝毒品。每个小组轮流进行表演，演绎结束后，分享与讨论：①我的小组是如何成功拒绝毒品的。②哪些方法能够帮助我应对毒品渴求	30
4	回顾与总结	容易引发渴求的情境，学员列出：当有毒友邀请的时候；当感觉无聊的时候；当心情不好的时候；当身体疲劳的时候；当遇到挫折的时候；当看到别人使用的时候；当身体产生冲动的时候。在成功应对情境演绎中，每个小组根据自己的情境，使用不同的方法去拒绝毒品，在自我演绎以及观看环节，学员进一步掌握了应对渴求及拒绝毒品的方法	20

表4-21 朝目标前行——心理团辅案例（四）

名称	朝目标前行		地点	团体辅导室
目标	帮助学员了解确立目标的重要性；明晰自我训练及戒毒目标，学会如何设立目标及制订执行计划			
单元	活动	详细内容		时间/分
1	戴高帽	分成三组，围成三个圈，分别由三个咨询师带领。每个学员轮流坐到圆圈中心，被他人"戴高帽"，每人都要说一条他的优点，但要有根据，态度要真诚		10
2	我的"运动生涯"	学员分组讨论分享：①目前体能训练中你最擅长的部分是什么？训练至今你最大的收获是什么？②你体能训练的目标是什么？有何执行计划？③如果把训练的成果延续到出所，你觉得这段训练可以给你以后的生活带来什么帮助？		30
3	我的戒毒之路	学员分组讨论：过去他们曾经有过的成功设定与完成目标的经验，过程中遇到的困难及成功的关键。分发"目标设定及改变"讲义，讨论与分享：我制定的改变目标是什么？我计划采取的步骤是什么？过程中我可能会遇到的阻碍是什么？可以帮助我的人是谁？		30
4	回顾与总结	（1）学员分享了自己在训练过程中的目标与收获，咨询师在这个环节引导学员思考运动带给自己的益处，建立自我的运动目标； （2）在学员的戒毒目标与计划中，引导学员分享自己通过努力实现了目标的经历，通过成功的经历看到自我的价值，设立自我戒毒的目标，写下戒毒的执行计划。此种形式能够让学员对于戒毒更加清晰，增强他们的动机及戒毒成功的信心		20

第五节　"三会"科普讲座

"三会"分别是"会动""会控""会鉴赏"。"会动"让戒毒人员结合运动中的实操动作，了解并掌握各种运动的正确姿态，减少运动中不必要的损伤；"会控"让戒毒人员学习并掌握心率的简易测量方法、运动强度计算方法、体育锻炼原则等，保证运动安全有效；"会鉴赏"让戒毒人员了解喜闻乐见的体育比赛规则，学会欣赏体育运动。部分主题如表4-22所示。

表4-22 "慧动"运动戒毒科普讲座主题

主题	题目	目的	主要内容	要求
会动	你真的会跑吗？	学习正确的跑步动作，提高跑步的经济性，减少运动损伤概率	跑步姿态：摆臂、蹬伸、落地等动作特点；注意步幅、步频及其关系	掌握正确的摆臂、蹬伸、落地动作
	神奇拉伸	培养良好的运动习惯（准备活动），减少运动损伤概率	拉伸的种类、作用、特点及原则	在静态拉伸、动态拉伸、筋膜拉伸至少分别掌握5个动作
	"千姿百态"	学会鉴别日常基本动作的合理性，提高健康意识	站立、走、跑、爬、搬、举、推等基本动作模式特点和要领	学会判断周围"千姿百态"人的动作的优劣
	Strong！Strong！Strong！	学会简单易行的功能性力量训练方法，促进自身形象的改善	自重训练、简易器材介绍、可替代训练方法、增加强度和难度的方法	至少分别掌握3种上肢、下肢、躯干力量、爆发力的简易锻炼方法
	运动是良药	学会运动强度监控，保证锻炼安全、有效	运动强度、简易心率的测量方法、运动频率、时间安排	熟悉有氧锻炼的监控方法、掌握2～3种运动强度简易判断方法
会控	Show me your "呼吸"	学会腹式呼吸方法，提高自主锻炼效果	腹式呼吸要领、各种练习方法	熟练掌握腹式呼吸方法，并运用于跑步等运动中
	更强？更弱？	学习身体对运动刺激的反应规律，促进自主性训练习惯的养成	肌肉延迟性酸痛、极点、第二次呼吸、肌肉痉挛等的表现和处理方法	掌握肌肉延迟性酸痛、肌肉痉挛的简单处理方法

主题	题目	目的	主要内容	要求
会鉴赏	篮球比赛赏析	提高鉴赏能力，培养高雅的情趣，改善行为习惯	篮球比赛规则，投篮、传球、扣篮等技术动作	学会欣赏篮球比赛；了解中国篮球与篮球强国的差距
	足球比赛赏析	提高鉴赏能力，培养高雅的情趣，改善行为习惯	足球比赛规则，射门、颠球等技术动作	学会欣赏足球比赛；了解中国足球与足球强国的差距
	羽毛球比赛赏析	提高鉴赏能力，培养高雅的情趣，改善行为习惯	羽毛球比赛规则，高远球、扣杀等技术动作	学会欣赏羽毛球比赛；了解中国羽毛球水平
	排球比赛赏析	提高鉴赏能力，培养高雅的情趣，改善行为习惯	排球比赛规则，发球、扣球、拦网等技术动作	学会欣赏排球比赛；学习女排精神，爱家、爱国、敬业
	乒乓球比赛赏析	提高鉴赏能力，培养高雅的情趣，改善行为习惯	乒乓球比赛规则，攻球、搓球、弧圈球等技术动作	学会欣赏乒乓球比赛；了解"乒乓球外交"史实
	网球比赛赏析	提高鉴赏能力，培养高雅的情趣，改善行为习惯	网球比赛规则，发球、截击、攻球等技术动作	学会欣赏网球比赛；了解网球在中国的开展情况
	《叶问》影片赏析	提高鉴赏能力，培养高雅的情趣，改善行为习惯	了解咏春拳的历史、发展概况与特点，以及代表人物李小龙、叶问等	了解咏春拳的特点，学会赏析咏春拳，增强民族自信心、自豪感

第五章 "慧动"运动戒毒测试及评价体系

"慧动"运动戒毒测试及评价体系主要包括医学筛查指标、国民体质测试指标、司法行政戒毒人员专用测试指标及身体运动功能训练相关测试指标。医学筛查指标包括安静心率、血压、心电图、血常规等指标，主要由强制隔离戒毒所医务人员负责，此处不展开讨论。

第一节 国民体质测试指标

鉴于刚入所的戒毒人员体质、体能较差，从安全角度考虑，正式训练前初测采用司法行政戒毒人员专用测试指标及部分国民体质测试指标，第二次、第三第四次测试逐渐增加重要的、常规的国民体质测试指标(如标准俯卧撑、引体向上和 1000 米)

一、 身体形态指标

（一）身高、体重、BMI（Body Mass Index）

身体、体重采用 SGTZ– II 型身体体重测试仪，具体测试方法参考张艺宏等主编的《国民体质监测与评价》（2017 年版）一书的第 82 页；BMI 是身高、体重的派生指标，反映身高与体重之间的关系，世界卫生组织将它作为判断人体形态的一项重要指标。BMI 计算公式：BMI= 体重（千克）/ 身高（米^2）。

（二）体成分

体成分测试采用生物电阻抗分析技术，使用清华同方人体成分分析仪，测试严格按照仪器使用说明进行，主要记录了体脂比、肌肉含量、骨矿物量等。

二、心肺机能

（一）肺活量

肺活量是测试静止状态下肺通气功能，反映人体肺的容积和扩张能力。测试仪器使用清华同方肺活量测试仪，具体测试方法参考张艺宏等主编的《国民体质监测与评价》（2017年版）一书的第94页。

（二）台阶指数

台阶指数反映人体心血管系统机能水平，以相同的频率上下台阶，测试3分钟运动后3分钟内心率恢复情况。测试仪器使用清华同方台阶实验测试系统，30厘米高的台阶8个，具体测试方法参考张艺宏等主编的《国民体质监测与评价》（2017年版）一书的第95页。

（三）6分钟步行

6分钟步行是司法行政戒毒人员指定耐力测试指标。基于戒毒所良好的场地条件及数据采集准确、高效等方面的考虑，本项目运用传统的计时方法进行测试。

场地仪器：皮尺、标志桶、秒表、半个田径场。

测试方法：用皮尺、标志桶在半个田径场上标出若干长为70米的"走道"，两端设置标志线，"走道"两边界线上每隔10米用标志桶做一个标记，一名测试工作人员负责2～3名受试学员，记录其往返次数。测试开始，受试者一字排开，每人站在一条"走道"的标志线后，面向另一端标志线，当受试者听到"开始"的口令，以最快的速度向前走，到达另一端标志线后，转身往回走，如此往返。6分钟时间到，测试人员停止计时并大声喊"停"，受试学员听到"停"的口令，站在原地不动，等测试人员上前确认成绩。

注意事项：提醒受试者走直线，不要串道。

三、躯干柔韧性

坐位体前屈主要反映躯干、髋关节的活动幅度和相应肌肉的伸展性，是人体柔韧性的主要测试指标，既是国民体质监测指标之一，也是司法行政戒毒人员重要的监测指标。测试仪器及测试方法参考张艺宏等主编的《国民体质监测与评价》（2017年版）一书的第104页。

四、神经机能

（一）选择反应时

选择反应时反映人体神经与肌肉的协调性和快速反应能力，既是国民体质监测指标之一，也是司法行政戒毒人员的监测指标。测试仪器采用清华同方选择反应电子测量仪，具体测试方法参考张艺宏等主编的《国民体质监测与评价》（2017 年版）一书的第 117 页。

（二）平衡稳定性：闭眼单脚站立

闭眼单脚站立反映人体静态平衡稳定性，是国民体质重要的监测指标之一，也是司法行政戒毒人员的监测指标。采用健民闭眼单脚站立测试仪，具体测试方法参考张艺宏等主编的《国民体质监测与评价》（2017 年版）一书的第 116 页。

五、肌肉耐力

（一）斜卧撑

斜卧撑是司法行政戒毒人员的一项监测指标，基于戒毒人员的特点，在标准俯卧撑的基础上降低难度达到清晰区分戒毒人员上肢推力的力量耐力的测试指标。具体测试方法如下。

场地器材：1 米高的稳固支撑物、秒表。

测试方法：受试学员双手扶 1 米高的支撑物，双脚远离支撑物成斜身站立，双侧手臂伸直与身体成 90° 夹角，同时头部、肩关节、髋关节、膝关节、踝关节成一条直线，然后双臂屈曲，身体下降到最低，听到"开始"的口令，双手用力向上推起，肘关节伸直，计数一次，然后快速还原进行第二次，重复进行。每位测试人员负责一名受试者，记录 30 秒内完成的个数。

注意事项：要求身体始终保持一条直线，双臂肘关节充分伸直，不满足要求则不计数。

（二）斜身引体

斜身引体是基于戒毒人员的特点，在标准引体向上的基础上降低难度达到清晰区分戒毒人员上肢拉的力量耐力的测试指标。

测试仪器及测试方法参考张艺宏等主编的《国民体质监测与评价》（2017

年版）一书的第 111 页。

六、肌肉力量（最大力量）

（一）握力

握力反映人体前臂和手部肌肉力量，是成年人和老年人适用的测试指标，也是司法行政戒毒人员的监测指标。测试仪器采用健民电子握力计，具体测试方法参考张艺宏等主编的《国民体质监测与评价》（2017 年版）一书的第 112 页。

（二）背肌力

背肌力反映人体腰背肌肉力量，既是国民体质监测指标之一，也是司法行政戒毒人员重要的监测指标。测试仪器采用清华同方背力计，具体测试方法参考张艺宏等主编的《国民体质监测与评价》（2017 年版）一书的第 113 页。

七、爆发力（下肢）

纵跳反映下肢的爆发力，既是国民体质监测指标之一，也是司法行政戒毒人员重要的监测指标。采用健民纵跳电子测试仪，具体测试方法参考张艺宏等主编的《国民体质监测与评价》（2017 年版）一书的第 114 页。

第二节　身体运动功能训练相关测试

基于身体运动功能训练的核心理念，"慧动"运动戒毒评价指标增补了国民体质监测指标中缺少的内容，如基本动作模式、灵敏协调能力、姿态控制能力的评测方法。

一、功能性动作筛查

功能性动作筛查（Functional Movement Screen，FMS）由美国矫形训练专家格雷·库克（Gray Cook）和训练专家李·伯顿（Lee Burton）等人在 20 世纪 90 年代提出，既是一种新的理念，也是一种相对快捷的检测方法，广泛应用于理疗康复、体能训练领域。功能性动作筛查的宗旨是寻找、判断人体运动链中的薄弱环节，从而进行有针对性的纠正训练，提高运动表现力，减少运动损伤，延长运动寿命及健康生活年限。

FMS包括深蹲、跨栏步、直线弓步、肩部灵活性、主动直腿上抬、稳定性俯卧撑及旋转稳定性7个基本评分动作和3个确认动作。如同医生开处方之前的诊断，对受试者的基本运动能力进行初步的筛查，不仅适合竞技运动员，也适合大众健身运动员；不仅适用于中年人，也适用于老年人和青少年。简言之，功能性动作筛查适合所有要进行体育锻炼或正在进行体育锻炼的人群。

（一）FMS 评分总则

FMS每个动作分四个等级，分别计3、2、1、0分，7个基本评分动作总分最高为21分。每个动作最多测3次，取最高得分，如果第一次测试为3分，一次即可，无需再做第二、三次。左、右两侧分别进行测试的动作，两侧得分相同，该动作得分为该分值；两侧得分不同，该动作得分为较低分值。三个确认动作测试，只判断有无疼痛，有则此动作为0分，没有疼痛则测试分值有效。

3分：要求达到所有标准，而且顺畅完成动作；2分：能达到要求标准，但有明显的动作代偿；1分：失去平衡不能完成动作，或者无法完成准备动作；0分：在完成动作过程中任何时候、任何部位有疼痛，或者确认动作出现疼痛现象。

实操过程中，由两名测试人员分别从受试者的侧面和正面进行观察并记录动作特点。测试人员只讲动作要领，无需指出受试者动作过程中的不良现象，如果受试者第一次达不到3分要求，告诉受试者"再做一次"，但不超过3次。

（二）FMS 操作及评分

1. 深蹲（deep squat）

准备动作：两脚左右开立与肩同宽；双手握长棒于头上，上臂与躯干保持垂直、前臂与上臂保持垂直，手握棒，双臂伸直上举。

动作描述：缓慢成深蹲姿势并且脚跟不离地，抬头、挺胸，目视前方。

评分标准（图5-1）：

3分：正面看，膝关节与足尖的连线垂直于地面，膝关节没有外展、内扣等，一直保持在矢状面上；侧面看，躯干与胫骨（小腿）平行或垂直于地面；股骨（大腿）低于水平面；棒在两脚形成的支撑面正上方，不超出足尖。

2分：未完成3分动作，在脚后跟下垫板可以达到以上满分标准。

1 分：垫板也无法满足 3 分、2 分动作，腰部明显弯曲。

0 分：完成过程中任意部分有疼痛。

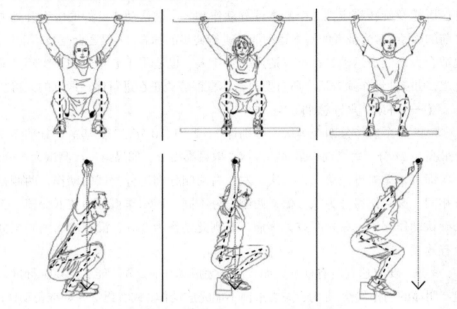

图 5-1　深蹲 3 分（左）、2 分（中）、1 分（右）动作

（图片来源：Cook, E. G., Burton, L., & Hogenboom, B., 2006；Cook, E. G., Burton, L., & Hogenboom, B., 2006，以下同）

2. 跨栏步（hurdle step）

准备动作：测量受试者小腿长度（受试者直立，测量地面到胫骨粗隆的垂直高度），将绳固定于插在板上的短棒上，绳与受试者小腿同高，双脚并拢站立，足趾轻轻抵住栏架，双臂肘屈手握长棒放于肩颈后，抬头、挺胸。

动作描述：左腿站立，重心位于支撑侧。右侧足背屈，屈膝上抬迈过栏架，至足后跟碰地后，还原为起始姿态。

评分标准（图 5-2）：

3 分：躯干几乎没有移动或晃动；髋、膝、踝关节处于同一矢状面；棒和栏架保持水平。

2 分：能完成动作，但不能保持以上 3 分的标准，如身体晃动，前后旋转，膝、踝关节内扣或外展。

1 分：身体明显失衡，不能完成动作，或足触碰栏架或绳。

0分：有明显疼痛的部位。

换右侧支撑进行测试。评分标准同上。

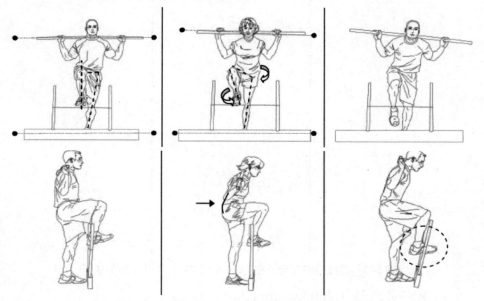

图5-2 跨栏步3分（左）、2分（中）、1分（右）动作

3. 直线弓步（in-line lunge）

准备动作：受试者站在板上，左足在后，足尖与板零刻度平齐，右脚在前，足跟与小腿长度的刻度平齐，且两足尖指向前方；左手上举于颈曲处握棒，右手后伸屈肘于背后腰曲处握棒，棒与头、胸椎和骶骨三点接触。

动作描述：慢慢屈膝下蹲，直至后腿膝关节触板，然后再慢慢起立至准备姿态，保持前足全脚掌着地。

评分标准（图5-3）：

3分：三点始终保持接触；躯干保持正直，几乎没有晃动；两足在板上始终保持一条直线；后膝触及板面。

2分：动作不能满足以上任何一条标准。

1分：身体明显失衡，不能完成动作。

0分：任何部位出现疼痛症状；不能把手放在指定的位置。

换左、右手和脚的位置，进行另一侧测试。

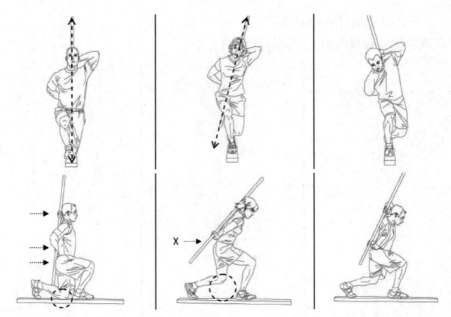

图 5-3　直线弓步 3 分（左）、2 分（中）、1 分（右）动作

4. 肩部灵活性（shoulder mobility）

准备动作：测量受试者的手掌（第一腕横纹至中指手指尖）长度。

动作描述：双脚并拢站立，双手握拳，拇指在内，右侧手臂由前向上、向后下屈肘，左侧手臂由后向上屈肘，一次到位放于背后，并保持，等测试人员测量。

评分标准（图 5-4）：

3 分：两拳的直线间距小于手掌的长度。

2 分：两拳的直线间距大于 1 个手掌小于 1.5 个手掌的长度。

1 分：两拳的直线间距大于等于 1.5 个手掌的长度。

0 分：测试过程中任何部位出现疼痛，或确认动作有疼痛。

● 得分确认动作：右手手臂前伸 90°，屈肘，把手搭在左肩上，做上下抬肘的动作，检查是否有疼痛，如图 5-5 所示。

换左侧手臂进行测试。

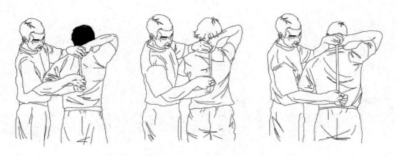

图 5-4 肩部灵活性 3 分（左）、2 分（中）、1 分（右）动作

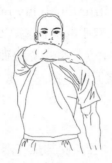

图 5-5 肩部灵活性确认动作

5. 主动直腿上抬（active straight leg raise）

准备动作：受试者仰卧于垫上，双手放在身体两侧，掌心向上，板垫于膝关节下，双足处于中立位，两足尖指向天花板。测量受试者髂骨上缘至膝关节中心的长度，并于中间点做标记，标尺垂直竖立此处。

动作描述：受试者缓慢主动直膝上抬右（左）腿，至最大幅度，左（右）侧腿始终保持与板接触。

评分标准（图 5-6）：

3 分：右（左）脚踝超过左（右）腿髂骨上缘与大腿中间点；异侧髋、膝、踝关节没有外展现象；左（右）腿保持触板，脚尖朝上，头不离地。

2 分：右（左）脚踝在左（右）腿的膝关节之处。

1 分：右（左）脚踝低于左（右）腿的膝关节。

0 分：测试过程中任何部位出现疼痛。

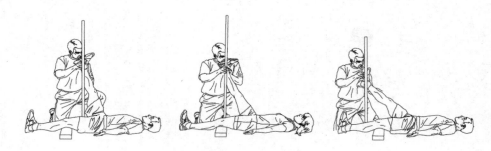

图 5-6　主动直腿上抬 3 分（左）、2 分（中）、1 分（右）动作

6. 躯干稳定性俯卧撑（trunk stability push up）

准备动作：受试者俯卧，双手与肩同宽，男性大拇指和额头平齐（女性的手位置略低，拇指与下颚平齐），膝盖充分伸直，足尖着地支撑。

动作描述：从准备姿势用力向上推起，要求腰、背部、臀等身体各部位同时抬起，如同平板。

评分标准（图 5-7）：

3 分：在完成动作过程中，腰、腹部没有延迟现象。

2 分：不能完成 3 分动作，降低手的位置，男子大拇指与下颌高度平齐（女子大拇指与锁骨高度平齐）完成标准动作。

1 分：无法完成 2 分动作。

0 分：测试过程中任何部位出现疼痛，或确认动作有疼痛。

● 得分确定动作：保持髋部接触地面，伸肘推起，使胸部最大限度地离开地面。检查动作过程中是否有疼痛，如图 5-8 所示。

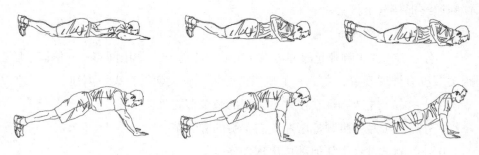

图 5-7　躯干稳定性俯卧撑 3 分（左）、2 分（中）、1 分（右）动作

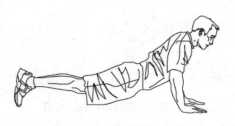

图5-8　躯干稳定性俯卧撑确认动作

7. 旋转稳定性（rotational stability）

准备动作：受试者成跪撑姿态，躯干与双臂、大腿均呈90°，大腿和小腿呈90°，头部在身体延长线上。

动作描述：同时抬起同侧上、下肢，伸直至与地面平行，与木板平行，然后同时屈肘、屈膝至肘、膝相触。

评分标准（图5-9）：

3分：同侧肢体完成动作，即同时抬起右（左）侧上、下肢，伸直至与地面平行，与木板平行，然后同时屈右（左）肘、屈右（左）膝至肘、膝相碰触。躯干没有倾斜，身体保持平稳。

2分：异侧肢体完成动作，即同时抬起右（左）侧上肢和左（右）侧下肢，伸直至与地面平行，然后同时屈右（左）肘、屈左（右）膝至肘、膝相碰触。躯干没有倾斜，身体保持平稳，肘膝触碰在板上方。

1分，不能完成动作。

0分：测试过程中任何部位出现疼痛，或确认动作有疼痛。

● 得分确认动作：在以上准备动作的基础上，臀部后移至足跟的同时，手臂前伸，胸部尽量贴近大腿，感受是否有疼痛，如图5-10所示。

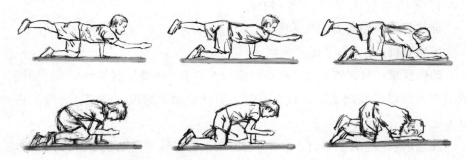

图5-9　旋转稳定性3分（左）、2分（中）、1分（右）动作

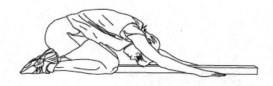

图 5-10　旋转稳定性确认动作

（三）纠正原则

功能性动作筛查（FMS）是身体运动功能训练的逻辑起点，如果在 FMS 总分低于 14 分的情况下长期运动，不仅运动损伤的概率会成倍增加，运动表现力的提高也有限。因此，如要长期进行体育锻炼，首先需要针对 FMS 评分特点按以下顺序进行纠正练习。

（1）出现任何疼痛的测试（0分）；

（2）出现不对称结果（1分，3分）；

（3）出现不对称结果（1分，2分）；

（4）双侧结果相同（1分，1分）；

（5）出现不对称结果（2分，3分）；

（6）双侧结果相同（2分，2分）。

如果有两个以上动作得分相同（1、2分），则灵活性第一，基本动作次之，不对称再次，功能动作重新建立最后进行，即按照主动直腿上抬、肩部灵活性、躯干旋转稳定性、躯干稳定性俯卧撑、肩扛棒跨栏、直线弓步、深蹲顺序进行。多数情况下前面的问题解决了，后面的动作自然可以得到改善，因此，每进行纠正性练习两周可做一次 FMS，以便调整纠正策略。

（四）纠正练习动作实操

1. 靠墙双臂上举（图 5-11）

训练目的：提高肩部灵活度。

场地器材：2 米 ×2 米平面墙。

动作要求：背靠墙直立，脚跟距墙约 5 厘米，两臂屈肘外展，手臂贴墙，然后双臂慢慢沿墙向上举，直至手臂不离开墙面达到最大高度，还原后再重复上述动作。

注意事项：手臂上举时，手背、前臂和上臂尽量一直贴紧墙面，不要求快。

组数与次数：5 ~ 10次 / 组，2 ~ 3组 / 侧。

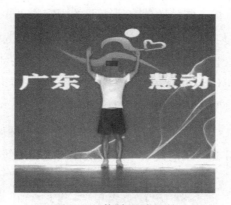

图5-11 靠墙双臂上举

2. 肩扛棒转体（图5-12）

训练目的： 提高胸椎灵活度。

场地器材： 2米×2米平整空地、木棒、瑜伽垫。

动作要求： 左腿屈膝，单膝跪地呈短弓步，大小腿保持约90°。右脚前迈成右弓步，大腿与躯干垂直。支撑侧大腿与躯干成一条直线。木棒置于肩后，双手轻握棒。躯干向右缓慢旋转至最大限度，保持2～3秒后还原到中立位置。重复进行。

注意事项： 保持木棒平行于地面，转体时呼气。

组数与次数： 5～10次/组，3～5组/侧，左右两侧交替完成练习。

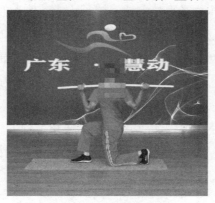

图5-12 肩扛棒转体

3. 仰卧控腿落（图5-13）

训练目的： 提高髋关节灵活性。

场地器材：瑜伽垫、同伴（或高于下肢的固定物）。

动作要求：练习者仰卧于瑜伽垫上，抬起双腿至最大幅度，一侧腿缓慢下降，轻触地面后马上上抬，另一侧腿让同伴用手按住，以保证腿静止不动。

注意事项：如果练习者髋关节灵活性太差，腿无法接近地面，抬高的一条腿可以稍微降低，保证下降的腿可以触到地面。

组数与次数：5 ~ 10次/组，3 ~ 5组/侧，左右两侧交替进行。

变换方式：练习者可以把其中一条腿抵在固定物边缘，另一侧腿下落。

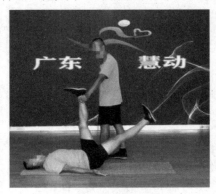

图 5-13　仰卧控腿落

4. 自重深蹲（双人、单人对墙、后顶桌椅）（图 5-14）

训练目的：获得合理的下蹲动作模式。

场地器材：2米×2米平整空地、椅子（或其他类似替代物）。

动作要求：两脚左右分开与肩同宽，目视前方，双臂外展、屈肘，双手五指伸展放于颈后（或双臂前平举）；保持躯干挺直，屈髋，下蹲同时吸气，直至大腿低于水平面，然后从深蹲姿态站起来，还原为起始姿态，站起过程中呼气。

注意事项：下蹲过程中，膝关节尽量不要超过脚尖。

组数与次数：10 ~ 15次/组，3 ~ 5组，组间隔时间 30 ~ 60秒。

变换方式：下蹲顶（或坐）椅子、面对墙壁下蹲、两人（身高相同）面对面下蹲。

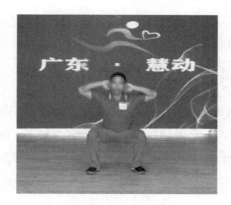

图 5-14　自重深蹲

（1）最伟大拉伸（见图 4-20）

（2）臀大肌拉伸（见图 4-7）

（3）侧卧转肩（见图 4-26）

（4）腘绳肌 PNF 拉伸（见图 4-32）

（5）下肢引导的滚动（见图 4-25）

（6）臀桥（见图 4-59）

（7）三点平板撑（见图 4-46）

（8）熊爬（见图 4-66）

二、Y 平衡（YBT）

功能性动作测试系统包括 FMS、选择性功能动作评估（Selective Functional Movement Assesement，简称"SFMA"）和 Y-Balance Test（简称"YBT"）。YBT 是功能性动作系统测试的一部分，由 W.G. 加里发明的星形偏移平衡测试（Star Excursion Balance Test，SEBT）发展、改进而来，它能客观地评价受试者身体单侧支撑时执行相关动作的能力及两侧不对称程度。YBT 包括下肢 YBT 和上肢 YBT，其中下肢 YBT 可以测前侧、后内侧和后外侧的数据，上肢 YBT 可以测上肢在外侧、下侧和上外侧三个方向的数据。

（一）下肢 YBT

下肢 YBT 是一项力量、柔韧、核心控制和本体感觉共同参与的一种单腿支撑动态平衡测试，经常被用来评估受试者的运动表现，确定慢性踝关节、前交叉韧带不定程度，如图 5-15 所示。

正式测试前，首先测量下肢长度，用卷尺测量受试者右腿髂前上棘到内踝末端的距离，测试结果精确到 0.5 厘米。然后让受试者在三个方向上熟悉动作。

正式开始，受试者单腿站立在测试板红线后，另一侧腿分别在三个方向上（前侧伸、后内侧伸、后外侧伸）做伸向远端的动作，之后回到起始位置，下肢 YBT 测试方向如图 5-16 所示。每个方向完成三次尝试，然后换另侧脚支撑重复相同的动作。测试人员读取滑块在标尺上的数值，精确到 0.5 厘米，取三次中最好成绩。

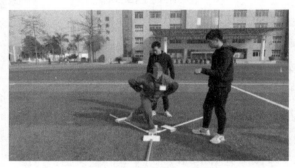

图 5-15　下肢 YBT

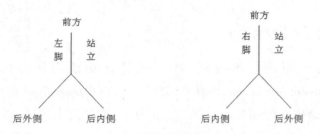

图 5-16　下肢 YBT 方向示意图

评测标准：

第一，综合分数，即三个方向上的总数除以肢体长度的三倍，然后乘以 100。一般情况下，94 ~ 104 分为正常，低于 94 分为差，高于 104 分为优。

第二，对称性，即左右两侧在向前伸的距离差异方面不应大于 4 厘米，在后内侧和后外侧两个方向上，左右两侧的差值不应大于 6 厘米。

（二）上肢 YBT

上肢 YBT 对上肢的灵活性、稳定性都有很大的挑战，每一个方向的伸展过程就是在不失去平衡的状态下伸展得尽可能远，这需要肩胛骨的稳定性、灵活性和胸椎旋转的核心稳定性。上肢 YBT 如图 5-17 所示。

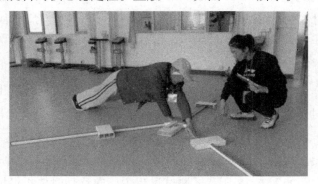

图 5-17　上肢 YBT

正式测试前，首先测量手臂的长度，即从第 7 颈椎到中指末端的距离，精确到 0.5 厘米。测量时手臂伸直，两臂侧平举与身体成 90°。让受试者熟悉动作。

开始姿势为双手、双脚与肩同宽呈俯卧撑姿势，右手拇指放于踏板的红色起始线后，左手触碰并依次推动外侧、下外侧、上外侧可移动滑块。测试者记录数据（精确到 0.5 厘米），受试者进行适当休息，完成三次测试，取最好成绩。然后换另一侧进行。和下肢测试有所不同的是，上肢三个方向上的动作都必须连续完成，中间不能中断，如果中断，测试者要返回起始位置完成下一次尝试。

评测标准：

第一，综合分数，即三个方向上的总分除以上肢三倍的长度，然后乘以 100，94 ~ 104 分为正常，低于 94 分为差，高于 104 分为优。

第二，对称性，即左右两侧在每个方向上（外侧、下外侧、上外侧）的差值不能超过 4 厘米。

三、灵敏协调

灵敏协调性可以反映一个人的年龄，但成人的国民体质监测中缺少这项指标。目前没有比较权威的灵敏协调性测试指标。综合分析常用的几个测试指标，相对来说，T形跑涉及的动作技能和因素更多，更能准确反映人体的灵敏协调性。

测试：T形跑。

场地器材：20米×20米平整空场地、4个标志桶、卷尺和秒表。

测试方法：3个标志桶A、B、C间距5米摆成一条直线，第4个标志桶D置于距离直线中点B桶10米处，作为起点，4个标志桶呈T形摆放。受试者于第4个标志桶D处准备，成站立式起跑姿势，测试人员发出"跑"的口令并开始计时，受试者向前冲刺10米，轻触标志桶B，再快速横向左滑步5米轻触标志桶A，再向右横向滑步10米至标志桶C，轻触后向左横向滑步5米到标志桶B，再后退跑回标志桶D处，测试人员停止计时并记录成绩。T形跑测试示意图如图5-18所示。测试过程中横向移动时要求做横向滑步，不能出现交叉步或跳步，否则重测。每人两次测试，取最好成绩。如图5-18所示。

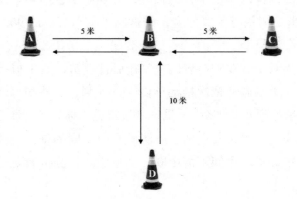

图5-18　T形跑测试示意图

四、爆发力（上肢）

爆发力在日常生活及基础劳作中起非常重要的作用，国民体质监测把纵跳作为下肢爆发力测试指标，但缺乏上肢爆发力的测试指标。本团队基于身体运动功能训练特点，参考美国体能协会编写的《体能测试与评估指南》，把跪姿推药球确定为上肢爆发力测试指标。

测试：跪姿推药球。

场地器材：药球、卷尺。

测试方法：在平整的地面上用皮尺测量并做出长度标记，被测者双膝跪地，臀部后坐于脚跟上，上半身直立，双手持药球（0.91千克，约2磅）置于胸前，然后用双手将药球用力往前推出，越远越好，测试人员观察落点并记录成绩。每人测试两次，取最好成绩。

注意事项：起始姿势药球必须放置于胸前正中央，不能置于头顶或胸口左右位置，如图5-19所示。

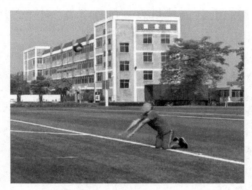

图5-19 跪姿推药球

五、核心肌肉耐力

平板撑作为核心力量的常用训练方法，普及率非常高，但从功能性训练角度看，平板撑更适合作为核心肌肉耐力测试指标，而不是训练方法，尤其是对于平板撑超过1分钟的运动者（在此不详细阐述）。

测试：平板撑。

场地器材：瑜伽垫、秒表。

测试方法：受试者俯卧于瑜伽垫上，双臂屈肘呈90°撑地，上臂与地面垂直，双脚并拢，踝关节背屈，脚尖立于地面。测试人员发出"开始"的口令并开始计时，受试者身体迅速抬离地面，头部、肩关节、髋关节、膝关节和踝关节在同一水平面上，眼睛看向地面，保持正常呼吸节律。当受试者无法保持身体稳定或身体明显变形不在同一水平面时，停止计时并记录测试成绩。

注意事项：当受试者身体姿态不标准时，测试人员应及时提醒，若能纠正动作并达到要求可继续计时，若受试者达不到要求则停止计时（图4-41）。

第三节　心理学筛查

一、一般心理学

一般心理学指标由以下几个量表组成：症状自评量表（SCL-90）、戒毒意愿评估问卷、一般自我效能感量表、自尊量表、正念注意知觉量表、简式POMS心境问卷、家庭亲密和适应性量表。

二、睡眠

强制隔离戒毒人员大多数睡眠质量不好，"慧动"运动戒毒采用"匹兹堡睡眠质量问卷"（Pittsburgh Sleep Quality Index，PSQI）对强制隔离戒毒人员的睡眠情况进行跟踪测试。

三、毒品渴求度

毒品渴求度是否降低是强制隔离戒毒人员戒毒是否成功的诊断标准之一，"慧动"运动戒毒采用"毒瘾渴求度评估量表"对运动训练效果进行评估。

第六章 "慧动"运动戒毒提升体系

第一节 岭南特色运动项目

岭南地区有很多广为流传的传统体育项目，曾风靡全球、享誉世界，堪称中华民族的文化瑰宝。将这些特色体育项目融入运动戒毒方案，一方面可以丰富运动训练手段；另一方面，戒毒人员可以在欣赏和实训过程中体悟其中的人生哲理，提高个人的综合素养。

一、咏春拳

（一）咏春拳的起源及运动特点

咏春拳是中国南派拳术中的一种，早年流行于广东、福建等地，目前在世界范围内广为流传。关于咏春拳的起源和发展，目前比较一致的说法是"源于严咏春，衍于梁赞，盛于叶问"。

咏春拳是一种实战性强的拳术，拳快而防守紧密，马步灵活而上落快，注重刚柔并济，动作经济性强。咏春拳用"寸劲"，打"寸拳"，理论和心法方面注重中线、埋跨、朝面追形、左右兼顾、来留去送、甩手直冲等。咏春拳包括小念头、寻桥和标指三套拳，还包括利用辅助设备和武器的模拟练习，如木人桩、六点半棍、八斩刀（蝴蝶双刀）及黐（chī）手。

（二）咏春拳锻炼价值及实操

1. 小念头

小念头是咏春拳的初级入门套路，"小念头不正，终生不正"是师傅教授新入门弟子咏春拳开式时经常讲的一句话，意思是：如果心中念想不正，人品、行为肯定不正。"小念头"意带双关，堪作咏春派的立身处世之铭。

小念头练习时必须全身放松，包括双肩、手腕、手肘，挺胸收腹，肩膀下垂，两膝向内拑，如图6-1所示。初学时，整套拳法练习速度不宜快，特别是"一摊三伏手"，应以最缓慢的速度去练，追求姿势正确，体会动作要领，如躯干稳、埋肘、出手取中线等，待整套拳法熟习之后，再加快速度，感悟动作的流畅。咏春拳的寻桥、标指、黐手等手法皆由小念头变化而来，初学者必须持之以恒，打好基础。

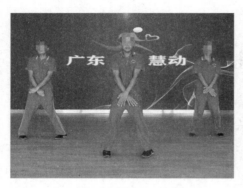

图6-1 咏春拳（小念头）

2. 寻桥

寻桥是咏春拳的中级套路，宗师岑能认为："小念头"是朝形打定靶，而"寻桥"是追形打活靶。桥为手，一般称为桥手，它以菱形为运动路线和方向，结合咏春拳的攻防手法、步法、腿法等进行演练，是咏春拳中级套路向高级套路的过渡。"寻桥"把敌我双方的对抗与互联当作对立统一的整体，寻求己方肢体在攻防格斗中快速打入取胜的路线。"寻桥"是练习简单、直接、实用的打人技术。

3. 标指

标指即"标月指"，是咏春拳的高级套路，小念头及寻桥假设敌人与自己实力相当，而标指则假设自己与敌人实力悬殊，在敌众我寡的情况下，如何以最迅速、最直接的手法击倒敌人，以求脱险。所以，标指内的招式多是以打为消、险中求胜，但求速战速决。标指传接小念头的基本攻防手法，要求被打时眼光放远，动作组合中配以转马及左右两手的不同招式，充分发挥马步、腰、桥力的作用，套路中既有贴身近打，又有中距离、远距离的攻击手法，强调穿越手指看月亮的禅理以及打与被打的辩证思想。因此，标指要求习练者的寻桥技术有深厚的根基，否则可能弄巧成拙。

二、洪拳

（一）洪拳的起源

洪拳与"刘、蔡、李、莫"四种拳齐名，为岭南五大名拳之一，同属于南少林拳种体系。早期洪拳作为洪门推行反清复明思想的手段与载体，在清朝统治者的不断打击与追剿下，从发源地福建漳州一带，不断扩散至广东、广西，乃至湖南、湖北等地，并随华侨华人漂洋过海，华侨华人中亦有着众多习练者。洪拳的运动特点、训练理念及原则充满着哲学思想，对习拳者的身体、心理及精神都有积极影响，适合戒毒人员习练。

（二）洪拳的发展与传播

早期，洪拳的发展大致以广州花县（今广州花都区）一带为代表，技术上讲究"形"，表现为招式刚健、朴实雄浑、硬桥沉马、注重功力，讲究外形劲力，经典套路为三展拳。

中期，洪拳继续往南迁移，大致以湛江、茂名一带为代表。期间，民间流传许多单个象形拳，如虎拳、龙拳、蛇拳、鹤拳、豹拳，这些单个象形拳可以两个或多个组合，如五行拳、十形拳等。

清朝末期，洪拳以广州、佛山一带为发展地区，产生了几代洪拳宗师，如铁桥三、黄麒英、黄飞鸿、林世荣等。当今海内外广为流传的洪拳多为黄飞鸿、林世荣一脉。这一时期，洪拳拳师开始步入城市谋生，传拳授徒。洪拳在末期以铁线拳、工字伏虎拳及虎鹤双形拳为代表，其被称为"洪拳三宝"。技术风格表现为刚猛稳健、形神并举、刚柔相济，节奏上快慢相间，套路上也逐渐简繁结合。

（三）洪拳的技术风格

洪拳在岭南地区流传最广，对其他拳种的影响也最深，最能体现岭南拳种的技术风格。当代南拳亦多以洪拳技术风格为蓝本，吸收了大量传统洪拳的技法。

洪拳技术风格从早期的追求象形、中期的追求神似，到晚期的形神兼备、刚柔相济，逐渐形成了"铜马铁桥、内劲鼓气、一马多桥、式随声发"的技术特点。

1. 扎马步

桩，即马步，是拳术的根基，洪拳非常重视扎马步（即站桩），有"未学拳先学马"的说法，就是说首先要学会扎马步，扎好四平大马。因为四平大马不仅可以使腰腿得到较好的锻炼，而且全身各关节及肌群都能得到锻炼，四平大马扎好了，其他步马，如子午马、吊马、拐马、跪马等就容易得多了。戒毒人员练习洪拳扎马步如图 6-2 所示。

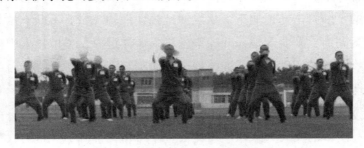

图 6-2　戒毒人员练习洪拳扎马步

2. 发声

发声有三个功能：第一，发声可以增力，使势雄力厚；第二，发声是短促的呼气，避免憋气伤身；第三，发声能使全身张弛有度，可以调节体内各部位机能，以增加耐久力。除了咏春，南方拳练习时都会发声，洪拳的发声则更加有讲究，要求演练者"虚其心实其腹"，即要气沉丹田，力贯全身，发声有若"龙吟虎啸"，威猛至极。

3. 稳扎稳打，后发制人

洪拳的战术思想是稳扎稳打，后发制人。根据战术思想，技击原则可以归纳为挑劈护中、正面突破、巧入偏门、穿闪封截、连环进击、步步紧迎、以防为主、攻防交替。

三、舞龙舞狮

（一）龙狮运动的起源

龙狮运动在我国原是一种以自发性、娱乐性、随意性为特点的民间传统文体活动，是凝聚着中华民族精神的传统体育项目，是中国特有的文化派生出的民俗文化。史料记载，龙狮运动最早起源于三国时期，盛行于南北朝时期。由于南北差异，又出现南北两地不同风格的舞狮表演。

（二）南狮运动特点

南狮，以广东南狮为代表，起源于广东南海，在我国南方沿海一带及东南亚等地较为盛行。技术动作主要有起势、常态、奋起、疑进、抓痒、迎宾、施礼、惊跃、审视、酣睡、出洞、发威、过山、上楼台等。表演时以"采青"为主题，分为"地青""中青"和"高青"三类，演绎出不同的情节。舞狮者通过不同的马步，配合狮头动作把各种造型抽象地表现出来。舞狮者在舞动中以采青为己任，随着锣鼓的节奏，不畏艰辛、克服困难，最终取得胜利。

（三）龙狮运动的锻炼价值

目前，龙狮运动已发展成为集娱乐、喜庆、竞技和健身等多种功能为一体的文化体育活动，其表演也注入了武术、舞蹈、民族鼓乐等大量新的现代元素。

龙狮运动对演练者体能有着良好的训练效果和积极的健身价值。在变化多端的节奏中，在动态行进和静态造型中，将力度、幅度、速度、耐力等糅合于表演技巧中，提高了运动者的身体素质，同时也磨炼了其意志品质。

从事龙狮运动，是一种民族传统文化的学习和教育。其可以提升演练者内在的文化认知，增进其对本民族文化的了解，激发民族自信心和自豪感，增强创新的信心和勇气。在练习过程中可以充分体会团结协作精神，培养演练者吃苦耐劳、自强不息的优秀品质。戒毒人员练习及表演舞龙舞狮如图6-3、图6-4所示。

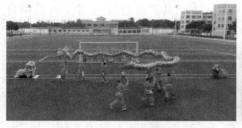 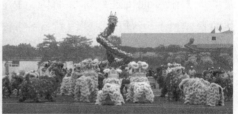

图6-3 戒毒人员练习舞龙舞狮　　　图6-4 戒毒人员表演舞龙舞狮

第二节　青春活力展示项目

强制隔离戒毒人员年龄大多数为18~35岁，喜欢追求时尚、放飞自我、展现青春活力。青春活力展示项目符合戒毒人员的年龄特点，可更大程度地满足其心理需求。无记名问卷调查显示：戒毒人员对Flexi-bar（振动杆）、鬼步舞、泡泡足球的喜爱程度排在前三位，泡泡足球一直是戒毒人员心中的期待。

一、我型我塑——魅力振动

（一）Flexi-bar 的起源及发展

最早的振动训练概念由俄罗斯科学家提出，以帮助宇航员在太空舱内保持良好的身体状态；美国罗杰夫教授研究证明：最短的时间、最少的努力，振动训练对加强核心肌力有最好的效果。最初研发的产品是一种扁平的摆动片，被物理治疗师用来治疗背痛或刚做过膝关节手术的病人，效果显著，但由于价格昂贵没有得到推广。直到 2001 年，德国健美先生安德烈亚斯·萨塞（Andreas Sasse）和物理理疗师芭巴拉·克莱恩（Babara Klein）在前人基础上设计出 Flexi-bar，才得以广泛推广。

德国原装进口的 Flexi-bar 长约 150 厘米，玻璃纤维杆，两端为天然橡胶圆柱配重，振动频率 4.67 赫兹，总重为 700 克左右，轻巧耐用。根据振动的强度分为绿色的儿童型（老年型）、红色的标准型、蓝色的加强型和黑色的运动型四种，通过德国背部健康协会（AGR）和德国职业高尔夫球协会（PGA）两个协会认证。

（二）Flexi-bar 的训练特点及功能

1. 最佳固定振动频率

训练中无论振动幅度多大，Flexi-bar 始终保持 4.67 赫兹的振动频率，将振动最大限度地传递到深层肌肉，提高深层稳定肌激活程度，增强运动中脊柱的稳定性，可预防、减缓背部疼痛，矫正不良姿势（脊柱侧弯），减缓椎间盘退行性形变。

2. 改善新陈代谢，促进血液循环，增加能耗

对 30 ~ 45 岁成年人的研究证明：30 分钟振动杆练习相当于 45 分钟慢跑、57 分钟骑行和 58 分钟走路的能耗（约 350 千卡）；对肥胖大学生的研究证明：振动杆练习组比快走组的减肥效果稳定，且持续时间更长，即振动杆练习比快走、慢跑、骑行等消耗更多的能量。

3. 促进本体感觉的灵敏度

Flexi-bar 的振动对关节软骨、肌腱、韧带等关节周围结缔组织产生较好的刺激，促进本体感觉的灵敏度，增加关节稳定性，预防或减少肩关节炎症及损伤。

4. 增加骨骼的硬度和强度

持续的拉—伸动态力纵向作用于四肢骨和脊柱，可以增加骨骼的硬度和

强度，预防骨质疏松症。

5. 促进动作协调性

手臂固定、核心力量及肌肉协调用力是 Flexi-bar 持续振动的保证，振幅的大小则取决于核心肌群力量的强弱及肌肉协调程度，随着 Flexi-bar 振动训练时间的延长，神经肌肉协调能力、动作协调能力随之提高。

（三）Flexi-bar 的训练原则

（1）无论单手还是双手，握杆中间，以保证杆的振动顺畅。

（2）手臂放松（可用拇指、食指和中指三根手指握杆），手臂起传导的作用，核心力量、动作协调才是杆持续振动的力量源泉。

（3）不需刻意热身，从小振幅开始即可。

（4）每个动作练习一次的时间为 30～60 秒效果较好，超过 60 秒无益。

（四）Flexi-bar 训练动作实操

1. 前平举振动（图 6-5）

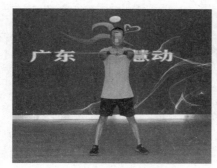

图 6-5　前平举振动

2. 侧平举振动（图 6-6）

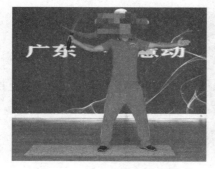

图 6-6　侧平举振动

3.上举振动（图6-7）

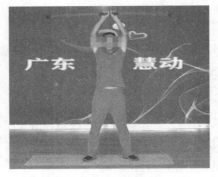

图6-7　上举振动

4.弓步振动（图6-8）

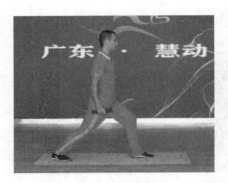

图6-8　弓步振动

5.体前左右振动（图6-9）

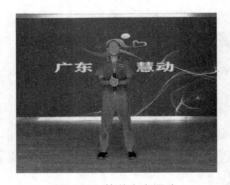

图6-9　体前左右振动

6.臀桥振动（图6-10）

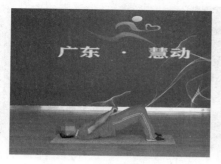

图 6-10　臀桥振动

7.俯卧振动（图6-11）

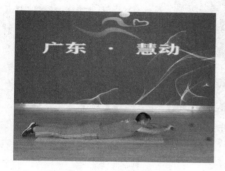

图 6-11　俯卧振动

二、青春无悔——魔力舞步

2019年春季的一天，某学校校长和学生一起跳鬼步舞的视频一夜走红，鬼步舞成为一种时尚运动。这看似简单的基本舞步，却需要较好的动作协调性，对于没有舞蹈基础的戒毒人员来说，有一定的难度，如果学不会或跳不好，容易受挫而对运动失去信心和兴趣。运动戒毒项目团队集体讨论决定：简化动作，编排初级版鬼步舞，配以诙谐的音乐，独创"治愈性鬼步舞"（图6-12）。作为戒毒人员的调剂性训练内容，将其融入训练课，同时拍摄教学视频，让学员利用节假日或平时空余时间自行练习。实践证明，经过几个月的训练，试点组戒毒人员都能熟练地完成整段动作，且有20多人跳得非常好，可以完成较为复杂的、有队形变换的"治愈性鬼步舞"展示。受到戒毒人员的鼓励，运动戒毒课题团队又进行了升级版鬼步舞"青春无悔——魔力舞步"（图

6-13）的编排和教学。无记名问卷调查结果显示，鬼步舞深受戒毒人员喜爱。

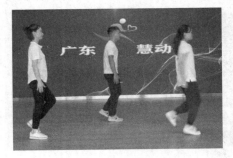

图 6-12　治愈性鬼步舞

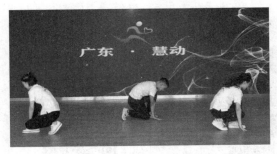

图 6-13　青春无悔——魔力舞步

三、快乐无限——泡泡足球

　　泡泡足球，又名气泡足球，是将球员上半身套上透明塑料太空球，只露出腿进行奔跑、踢球的运动项目。2011 年，由挪威人亨利克·埃尔维塔德（Henrik Elvestad）和约翰·戈尔登（Johan Golden）创造的，泡泡足球最早在挪威当地一个名叫"黄金人球"的节目中作为小插曲播出。2012 年在 You Tube 网站发布后，风靡整个欧洲；2014 年泡泡足球引领亚洲新潮运动风尚，席卷日本等国以及中国台湾地区，同年 7 月，泡泡足球在中国大陆开始广泛传播。

　　泡泡足球是足球、橄榄球、相扑的结合，与足球、橄榄球相比，其场地要求较低、成本较小，防护性较好，安全系数高，专业技术要求较低，非专业球迷也能参与，最主要的是趣味性比较强。快乐和成就感的获得不仅仅是比赛中的进球，还有比赛中撞翻对手，尤其是首次玩的非专业球员，稍不留神会出现"倒栽葱""爬不起来"等现象，给自己和观众带来无穷乐趣。总之，泡泡足球兼具娱乐功能和健身功能，符合"慧动"运动戒毒的理念，因此把它作为运动训练内容之一。

　　没有接触过泡泡足球的戒毒人员，对泡泡足球非常期待，但出于安全考虑，项目团队很长一段时间没有安排泡泡足球，原因有以下四点：第一，广东气温高，湿度大；第二，"穿"上不透气的泡泡球，闷热程度增加，容易导致胸闷气短；第三，通过系统训练，戒毒人员的体能虽有很大改善，但毕竟还是病人；第四，由于泡泡球是透明的、塑料的，给人一种"很简单""不费力"的错觉，但实际上"泡泡球"重达8千克左右，穿上"泡泡球"跑动，相当于负重训练，运动负荷急剧增加，容易出现运动损伤。

　　为了满足戒毒人员的心理需要，经过再三讨论，项目团队于系统训练7个月后，试点组的每名戒毒人员都尝试玩了一次泡泡足球。每人玩的时间控制在6分钟之内，时刻观察每个人的情况，随时停止。实际上，3分钟的时候很多戒毒人员就玩不动了。总之，戒毒人员玩泡泡足球的感受是"爽歪歪""嗨翻天"，异常兴奋，具体如图6-14 ~ 图6-15所示。

　　基于泡泡足球的特点和戒毒人员的体能情况及心理需求，项目团队成员重新设计了以碰撞为主的泡泡球碰撞PK赛，这样的活动既锻炼了身体，又释放了压力，更好地体现了"慧动"运动戒毒的理念。

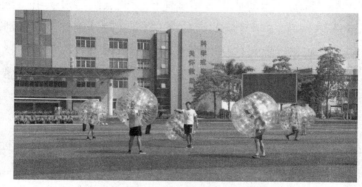

图 6-14　泡泡足球比赛——犯规

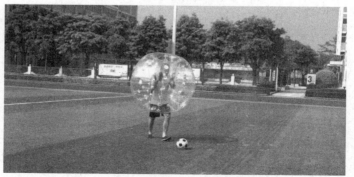

图 6-15　泡泡足球比赛——准备起脚

第七章 "慧动"运动戒毒研究结果

第一节 "慧动"运动戒毒训练效果

一、身体健康

"慧动"运动戒毒方案实施前，试点组与对照组测试指标均没有显著性差异，3个月、6个月后的第二次、第三次测试则有很大区别，如表7–1和表7–2所示。心率、血压等医学指标，以及体重、身高、体脂比等身体形态及体成分指标作为运动训练过程中筛查和监测指标，控制在正常范围内，此处不做分析。

从表7–1和表7–2中可以看出：

（1）"偏低""优""正常"是基于国民体质监测标准进行的评价，低于同龄人数值下限为"偏低"，高于上限为"优"，介于范围内为"正常"。

（2）评价栏中的数值是根据广东省戒毒人员测试常模进行的5等级评价，1分最低，5分满分。

（3）"+""◎""–"或"↑""→""↓"分别表示与3个月后第二次测试相比测试指标提高、不变或下降。

表7-1 "慧动"运动戒毒方案实施前后戒毒人员测试情况（试点组）

	测试指标	初测	评价	第二次测试	评价	第三次测试	评价	国民体质监测标准（广东省戒毒人员）
国民体质监测指标	肺活量/毫升	3007	偏低	3624	↑, 正常	3742	+, ↑, 正常	3505 ~ 3746
	台阶指数	51.5	偏低	63.0	↑, 正常	60.1	+, ↓, 正常	56.1 ~ 56.6
	坐位体前屈/厘米	7.7	正常	13.3	↑, 优	12.1	+, ↓, 优	6.1 ~ 8.5
	背肌力/千克	102.9	偏低	111.5	↑, 偏低	120.4	+, ↑, 偏低	124.3 ~ 127.2
戒毒人员专用测试指标	闭眼单脚站立/秒	22.1	偏低, 5	43.9	↑, 优, 5	69.0	+, ↑, 优, 5	25.3 ~ 32.1
	握力/千克	39.3	偏低, 3	43.7	↑, 正常, 4	43.7	+, →, 正常, 4	44.9 ~ 45.4
	选择反应时/毫秒	594	偏低, 3	508	↑, 偏低, 4	489	+, ↑, 偏低, 5	470 ~ 440
	纵跳/厘米	30.1	偏低, 3	42.8	↑, 优, 4	38.6	+, ↓, 优, 4	32.5 ~ 37.0
	6分钟步行/米	558	3	705	↑, 5	710	+, ↑, 5	526 ~ 584（3分）
	30秒斜身卧撑/个	27.9	3	31.4	↑, 3	32.4	+, ↑, 3	27 ~ 37（3分）
	FMS总分	13.6	偏低	15.78	↑, 正常	16.6	+, ↑, 优	14 ~ 16
	YBT上肢右总分	88.0	偏低	90.6	↑, 偏低	94.2	+, ↑, 正常	94 ~ 104
	YBT上肢左总分	88.9	偏低	91.0	↑, 偏低	94.5	+, ↑, 正常	94 ~ 104
	YBT下肢右总分	100.3	正常	99.6	↓, 正常	102.6	+, ↑, 正常	94 ~ 104
	YBT下肢左总分	100.1	正常	99.3	↓, 正常	102.6	+, ↑, 正常	94 ~ 104
体能补充测试指标	30秒斜身引体/个	28.2	无	29.7	↑	31.0	+, ↑	无
	平板撑/秒	109.5	无	146.3	↑	147.3	+, ↑	无
	T形跑/秒	11.50	无	10.55	↑	10.64	+, ↓	无
	跪姿推药球/米	6.3	无	7.0	↑	7.3	+, ↑	无

表 7-2 "慧动"运动戒毒方案实施前后戒毒人员测试情况（对照组）

指标类型	测试指标	初测	评价	第二次测试	评价	第三次测试	评价	国民体质监测标准（广东省戒毒人员）
国民体质监测指标	肺活量/毫升	2869	偏低	2921	↑，偏低	3150	+，偏低	3505~3746
	台阶指数	51.3	偏低	52.8	↑，偏低	61.8	+，正常	56.1~56.6
	坐位体前屈/厘米	6.2	正常	8.0	↑，正常	6.9	-，正常	6.1~8.5
	背肌力/千克	102.5	偏低	96.2	↓，偏低	110.0	+，偏低	124.3~127.2
司法部制定测试指标	闭眼单脚站立/秒	22.7	偏低，5	27.1	↑，正常，5	29.4	+，正常，5	25.3~32.1
	握力/千克	37.9	偏低，2	41.7	↑，偏低，3	40.0	+，偏低，3	44.9~45.4
	选择反应时/毫秒	581	偏低，4	545	↑，偏低，4	534	-，偏低，4	470~440
	纵跳/厘米	28.5	偏低，1	32.6	↑，正常，2	30.9	+，偏低，1	32.5~37.0
	6分钟步行/米	537	3	549	↑，3	563	+，↑，3	526~584（3分）
	30秒斜卧撑/个	27.1	3	25.8	↓，2	26.5	-，↑，2	27~37（3分）
	FMS总分	13.0	偏低	12.2	↓，偏低	14.2	+，正常	14~16
	YBT上肢右总分	86.1	偏低	81.7	↓，偏低	85.1	-，偏低	94~104
	YBT上肢左总分	86.7	偏低	82.1	↓，偏低	86.5	◎，↑，偏低	94~104
	YBT下肢右总分	99.7	正常	89.3	↓，偏低	92.8	-，偏低	940~104
	YBT下肢左总分	99.4	正常	89.4	↓，偏低	93.3	-，偏低	94~104
体能补充测试指标	30秒斜身引体/个	28.1	无	23.9	↓	22.4	-，↓	无
	平板撑/秒	108.0	无	70.9	↓	76.2	-，↑	无
	T性跑/秒	11.69	无	12.26	↓	12.18	-，↑	无
	跪姿推药球/米	6.3	无	5.8	↓	6.0	-，↑	无

（一）方案实施三个月后

1. 纵向对比

试点组：除下肢 YBT 总分略有下降（差异不具显著性）外，其他测试指标均改善或提高，且差异具有显著性。具体情况如下：第一，肺活量、台阶指数、坐位体前屈、背肌力、闭眼单脚站立、握力、选择反应时、纵跳、6 分钟步行、30 秒斜卧撑成绩提高均非常显著；第二，体能补充测试指标，除下肢 YBT 总分略有下降（差异不具显著性）外，其他指标如 FMS 总分、上肢 YBT 总分、平板撑、30 秒斜身引体、T 形跑、跪姿抛药球成绩提高均非常显著或具有显著性差异。

对照组：测试指标出现不同趋势。第一，选择反应时、握力、纵跳、坐位体前屈成绩提高且具有显著性，肺活量、台阶指数、闭眼单脚站立、6 分钟步行成绩稍有提高，但差异不具有显著性；第二，背肌力成绩下降且具有显著性；第三，在体能补充测试指标，FMS 总分成绩略微提高但不具有显著性，YBT 总分、30 秒斜身引体、平板撑、T 形跑、跪姿推药球成绩下降且具有显著性差异。

2. 横向对比

试点组所有的测试指标均优于对照组，统计分析结果显示，除握力外，其他指标组间差异均具有显著性。

3. 与常模对比

试点组：戒毒人员大多数测试指标达到常模平均水平，其中坐位体前屈、闭眼单脚站立、纵跳超过常模均值，达到"优"的水平，只有背肌力、选择反应时及上肢 YBT 总分少数几个指标尚低于常模均值。另外，鉴于戒毒人员的体质和体能明显提高，为了更好地展示训练效果，运动戒毒项目团队决定对试点组戒毒人员逐渐增加国民体质标准测试内容。第二次测试增加了 1 分钟标准俯卧撑，结果显示，标准俯卧撑均值为 39.5 个，35.5% 的人超过 40 个，达到初级健身教练的标准之一。

对照组：与常模相比，对照组戒毒人员只有坐位体前屈、闭眼单脚站立及纵跳 3 个测试指标达到常模平均水平，其他指标尚低于常模均值，没有一个指标达到常模优等水平。

（二）方案实施六个月后

1. 纵向对比

试点组：与训练前的初次测试相比，试点组的测试指标均有大幅度提高，且除下肢 YBT（右）成绩提高不具有显著性外，其他指标差异均具有显著性；与第二次测试相比，大部分指标成绩提高且具有显著性差异，如肺活量、单脚闭眼站立、背肌力、选择反应时、斜卧撑、30 秒斜身引体、跪姿推药球及 FMS 和 YBT 总分；部分指标成绩稍有提高，但没有显著性差异，如 6 分钟步行和平板撑；还有部分指标成绩出现下降，如台阶指数、坐位体前屈、纵跳和 T 形跑。

对照组：与训练前的初次测试相比呈现不同趋势。第一，肺活量、台阶指数、6 分钟步行、选择反应时、背肌力、握力、纵跳及 FMS 总分成绩提高且差异具有显著性，坐位体前屈、闭眼单脚站立成绩有提高，但差异不具有显著性；第二，上肢 YBT 总分成绩下降但差异不具有显著性，下肢 YBT 总分、30 秒斜身引体、平板撑、T 形跑成绩下降且差异具有显著性。

与第二次测试相比，成绩提高或改善且具有显著性差异的测试指标有肺活量、台阶指数、背肌力、FMS 总分、YBT 总分；成绩略微提升但不具有显著性差异的指标有闭眼单脚站立、选择反应时、6 分钟步行、30 秒斜卧撑、平板撑、T 形跑、跪姿抛药球；测试成绩下降但不具有显著性差异的有坐位体前屈、30 秒斜身引体；测试成绩下降且有具显著性差异的有握力、纵跳。

2. 横向对比

系统训练 6 个月后，相对于第二次测试，试点组虽然有个别测试指标稍有下降，但与对照组相比，所有测试指标均优于对照组，且除台阶指数不具有显著性差异外，其他测试指标组间差异均具有统计学意义。

3. 与常模对比

试点组：除背肌力、选择反应时两个测试指标尚低于常模平均水平外，戒毒人员其他测试指标均到达或超过常模均值，其中坐位体前屈、闭眼单脚站立、纵跳和 FMS 总分 4 个指标达到常模优等水平。另外，"慧动"运动戒毒方案实施 6 个月后，对试点组戒毒人员进行了 1000 米和标准引体向上测试，结果表明，1000 米测试均值为 298 秒，成绩低于 5 分钟的占 45%，引体向上测试的均值为 4.8 个，42% 的戒毒人员超过 5 个，相当于 2014 年 19 岁男大学生的水平。

对照组：与常模相比，对照组戒毒人员坐位体前屈、闭眼单脚站立、纵跳及 FMS 总分 4 个测试指标达到常模平均水平，其他大多数指标尚低于常模均值，没有一个指标达到常模优等水平。

由以上对比可以看出，6 个月的系统训练，可以显著提高戒毒人员的身体健康及基础体能，相关指标达到或超过常模平均水平。

另外，方案实施 9 个月后，于 2019 年 11 月 12—19 日，根据戒毒人员的体能，结合戒毒人员的意愿，对 50 名参加运动戒毒训练学员进行国家职业资格证书——社会体育指导员（健身教练）培训（初级），通过人数为 28 人，通过率达 56%。

二、心理健康

（一）方案实施三个月后

1. 纵向对比

与初次测试相比，3 个月后，试点组 SCL-90 的总得分及其各因子分数均值均下降，并且躯体化、强迫、抑郁、敌对、偏执等 5 个因子及总得分下降达到显著水平；但在自我效能感、自尊、心境、家庭亲密度和适应性等心理学指标上，试点组前后的差异不显著；对照组系统训练前后，SCL-90、自我效能感、自尊、心境、家庭亲密度及适应性等各指标上的差异均未达到显著水平。

2. 横向对比

在 SCL-90 症状自评量表的前测上，由于对照组与试点组在某些因子上的差异达到了显著性，因此不进行横向对比。在自我效能感、自尊等其他心理学指标上，系统训练前后，对照组和试点组之间的差异均未呈现出显著性。

总体来看，3 个月的训练，戒毒人员的心理健康水平有所改善，但程度不大。

（二）方案实施六个月后

1. 纵向对比

6 个月后，试点组 SCL-90 总得分及各因子分数均值均降低，且强迫症状和精神病性因子有显著性差异；对照组除躯体化和强迫因子外，其他各因子及总分值均升高，且敌对、偏执两因子达到显著性。

6个月后，试点组的自我效能感、自尊水平显著提高，而对照组的自我效能感、自尊水平分值略有降低，但差异没有统计学意义；试点组的家庭适应性有显著提高，但亲密度差异不具有显著性，对照组的家庭亲密度和适应性均没有显著变化。

2. 横向对比

试点组的自我效能感、自尊水平、家庭亲密度和适应性、心境纷乱程度均优于对照组，且具有显著性差异，但在正念知觉方面没有差异．由于对照组与试点组的SCL-90自评症状量表前测数据具有显著性差异，因此不进行横向对比。

总体来看，"慧动"运动方案系统实施6个月以后，戒毒人员的一般心理健康水平显著提高。

三、睡眠

（一）方案实施三个月后

1. 纵向对比

3个月训练后，试点组睡眠各因子以及睡眠指数总得分均有改善，且差异具有显著性；对照组在睡眠质量、日间功能障碍以及睡眠指数总得分上的差异达到了显著水平，其他因子均无显著性差异。

2. 横向对比

除睡眠障碍因子外，试点组的睡眠质量、睡眠时间、睡眠效率等优于对照组，且达到显著水平。

总体来看，3个月训练后，戒毒人员的睡眠质量显著提高。

（三）方案实施六个月后

1. 纵向对比

与3个月前的第二次测试相比，试点组在睡眠质量、催眠药物、入睡时间、睡眠时间、睡眠效率、日间功能障碍以及睡眠指数总得分方面升高且具有显著差异，即睡眠质量不是预期的提高，而是下降。与6个月前第一次测试相比，睡眠各因子差异未达到显著水平。总体来看，随着训练的进行，戒毒人员的睡眠质量呈"先扬后抑"的曲线变化趋势。通过查询资料以及对戒毒人员的抽样访谈．发现，除了体质、情绪之外，环境是影响睡眠质量的另一个重要因素。此外，天气、住宿环境等都会影响戒毒人员的睡眠质量。

第一次睡眠测试虽然在冬天，但广东的气温不是很低，睡眠质量不好更多来自毒品的影响。第二次测试在5月，评测的是4月前后的睡眠质量，得到明显改善的原因：一是运动训练的结果，二是这个阶段广东天气宜人，对睡眠有促进作用。第三次测试在8月底进行，是对7月中旬至8月中旬近一个月睡眠状况的评测，此时为广东最闷热的时期，戒毒人员宿舍没有空调，且8～10人一间宿舍，"热""睡不着""累""烦闷"是他们最常见的表述，睡眠质量受影响就很容易解释了。

2. 横向对比

遗憾的是，由于对照组戒毒人员态度上的不配合，6个月后的睡眠调查问卷信、效度较低，没有采用，无法进行横向对比。

四、毒品渴求度

（一）方案实施三个月后

1. 纵向对比

从得分均值来看，试点组的戒毒意愿有所提高，毒品渴求度有下降趋势，但差异尚未达到显著性；对照组的毒品渴求度及戒毒意愿变化甚微，可以忽略不计。

2. 横向对比

3个月后，试点组的戒毒意愿比对照组高，毒品渴求度比对照组低，但均不具有统计学意义。

（二）方案实施六个月后

1. 纵向对比

与初次测试相比，试点组和对照组的毒品渴求度、戒毒意愿均有所提高，试点组具有显著性差异，而对照组的提高幅度尚不具有显著性；毒品渴求度则出现不同的趋势：试点组的毒品渴求度呈降低趋势，而对照组的毒品渴求度略有提高，但均没有显著性差异。

2. 横向对比

试点组与对照组相比，戒毒意愿水平提升，毒品渴求度水平下降，且差异均具有显著性，即6个月的系统训练可显著降低毒品的心理依赖水平。

五、日常言行举止

经过连续几个月的系统训练，试点组戒毒人员的身体健康水平、心理健康水平、精神面貌、行为举止等各方面的变化，不仅可以从抽象的数理统计分析中反映出来，还可以从戒毒人员、驻所训练服务教练、强制隔离戒毒所专班民警等的主观感受及日常交流中反映出来。

（一）驻所训练教练员

1. 体能改善，精神面貌焕然一新

教练组长：运动戒毒项目开始，220 名戒毒人员进行初次测试时，主观感觉两个组别戒毒人员测试过程中的态度和成绩没有区别，但从运动戒毒实施 6 周后随机抽测 30 人体质时，他们的成绩和态度就开始有区别了。

教练 A：是的，最直观的感觉是参加运动戒毒的试点组单脚闭眼站立时间更长，测试需要的时间增加，其他项目都测完了，这边还在排队等测试。

教练 B：嗯，我也有这种感觉，试点组的戒毒人员会主动配合我们测试，规矩、有序，对照组的很多学员总说身体这里不舒服、那里不舒服，其实就是找借口想逃避测试。

教练 C：在一次训练课上，我问："这个项目开展了那么久，也训练了那么久，你们有没有感觉现在身体和精神状态与原来不一样？"普遍回答是锻炼后自我感觉是比以前好了很多，如"以前上楼梯都气喘吁吁的，很费劲，现在明显没有以前那么辛苦了"。

教练 D：我进所训练的次数不多，但每隔一段时间进所都会让我眼前一亮，无论是身体素质还是精神面貌。一月份初次测试时，戒毒人员给我的感受是孤独、恐惧、谨慎，记忆犹新的是当时有一名戒毒人员眼睛猩红且精神恍惚，不能理解测试指导语，似乎还没有从毒瘾里走出来，只沉浸在自己的世界里。第二、三次测试时，他好像换了一个人，与队友们一起训练，一起谈笑，活泼开朗，眼神中充满了对美好生活的向往。

教练 E：作为带训时间比较长的教练之一，这几个月来我有很多感触。最初他们给我的感觉是行为上做事散漫、拖拉，言谈举止充满抵触和畏惧。他们常说："教练，我们做这个运动戒毒有什么意义，现在每天坚持训练，弄得腰酸背痛，出所后未必能坚持，再加上我们不像其他大队的学员，可以通过劳动获得更多的酬金，管理上又严格，哎，没意思。"因此，训练实操时故意和我们唱反调，本来能标准做出的动作故意做错或不完成，有些甚至一听到要出操训练就装病，以各种理由逃避训练。经过一段时间的锻炼，他们的抵触情绪开始慢慢消减，训练氛围和互帮互助的氛围开始浓郁起来，形成了一种你追我赶、不甘落后的学习氛围。现在他们经常说，"教练，现在感觉自己使得上劲了，平常不能完成的俯卧撑和平板撑等动作，现在做起来也没那么难受了。""以往难以入睡的感觉，现在明显改善了，经常一觉到天亮。""以往看新闻联播很烦躁，精神集中不了，总走神，现在有耐性了，也能听进去了。"

项目负责专家：运动戒毒方案正式实施前，试点组与其他大队戒毒人员没有区别，无精打采、面无表情、眼神呆滞，心里多少有些疑虑——他们能否坚持？但不知从哪一天起，每次进戒毒所，在操场上遇到试点组戒毒人员，他们都会满面笑容地主动打招呼："教授好，好久不见，希望您经常来看我们。"完成工作，准备出所，又在操场遇到时，此时他们又主动打招呼"教授辛苦了！慢走啊。"

2. "动瘾"萌发，求知欲望增强

教练 A：戒毒人员体能训练到中期，八月的一天，进行绳梯训练时，有名学员主动问"是否有更多不同的绳梯训练动作可以学习？"

教练 B：由于项目检查等原因，体能训练暂停一周，重新开始时，很多学员纷纷表示几天没有训练觉得浑身不舒服、不自在，精神也没有那么好了。另外，学习咏春拳过程中，学员告诉我："晚上回去都在大队里自己打拳，个个都像走火入魔一样"。

教练 C：现在他们更多的是互相纠正动作学习，还主动与我们带训教练探讨动作的训练原理且主动要求帮忙带操。有学员和我这样说："教练，现在只要隔三差五不进行运动训练，我就感觉浑身不舒服，每天不出汗就感觉没有吃饭一样，心里总不踏实，大家都在比谁的肌肉线条好看。"

教练 D：有个"老兵"这样说："每次出来，我都很想和他们一起练，看到他们身体变得这么好，眼馋、心痒，他们推健腹轮一次推八九个都没问题，我最多两三个就不行了。但是我是带队的，不可以一起参与训练，以后我会自己练。"

教练 E：试点组的戒毒人员对自己的动作比较在意，在进行 FMS 测试过程中，有几个动作没有得满分的学员就会问一些问题，如"教练，我的动作哪里有问题？""能不能再测一次？""3 分和 2 分的区别是什么？"明显感觉，他们对自己有要求，求知欲强烈。

教练 F：在选拔展示项目学员时，我问有没有自愿参加的？结果一大半人都举手说愿意参加，等最后确定名单，一个没被选上的学员问"他（同伴）能参加为什么我不能参加？"与刚开始训练时的懒懒散散相比，学员现在训练的积极性有很大改观。

心理咨询师 A：做"镜中人生"活动时，学员在开始时动作有点儿放不开，比较拘谨，经过引导和鼓励后，很多学员做出的都是体能训练中学过的动作，学员对于利用身体表达自我感受有了更深的了解，也说明体能训练动作已慢慢成为他们的动作行为习惯。

3. 希望火花重燃，有望实现"慧回归"

教练 A：一个展示项目的小队长和我这样说："我很自卑，开始我是不愿意参加运动戒毒的，但是看到好多领导来所里参观，第一次感觉到被重视，看来你们确实想帮我们。"社会对于吸毒者存在很多认知上的偏差，他们需要被认同，希望我们能真正帮到他们。

教练 B：拍摄动作视频的过程中，一位学员与我主动交流，说了很多，谈到接触运动戒毒后，不仅身体体能、个人精神面貌得到了很大提升，而且能真正地静心思考自己以前所犯的错误，思考自己为什么会走上这条错误的道路，也表达了自己对运动戒毒的高度认可及对美好生活的向往，还对自己出所后的生活有了明确的规划，"我要自己一个人去西藏、去新疆，去没人认识我的地方，完全割断以前的社会关系，重新开始生活。"

教练 C：训练课上，一位刚探视回来的学员说："老妈和大姐过来看我了，这次出去以后不能再碰那鬼东西了，老妈还等着我出去呢，我要好好找个工作，给老妈养老。"

教练 D：一名学员对我讲："教练，我决心戒掉毒瘾，为了我的孩子和老婆，我不会让我的汗水白白浪费，我还要把这里学到的科学运动知识教给我的孩子，让这些知识融入我的生活常态中。"

教练 E：一次素质拓展活动后，一名学员眼中泛有泪光，多次提到后悔染上毒瘾，最后说："现在我就想好好地把毒瘾戒除，争取早日出所，跟两个孩子还有妻子好好过日子，我好挂念我两个孩子，出去以后无论是什么工作，我都愿意去做，好好地照顾这个家庭，以前的'朋友'，我一定得避开，再也不找他们了。"

教练F：和戒毒人员接触比较多，他们经常会主动过来聊天，有些内容对我触动很大，所以课后就记下来了。

对话一：

戒毒人员甲：教练，这个运动训练要搞多长时间啊？

教练F：按照正常安排，大约一年的时间。

戒毒人员甲：这么久吗？搞这个训练好累啊，有人总是趁你们不注意就偷懒，你看他，还有他（手指向另外几个戒毒人员）。

教练F：你是怎么染上毒品的？

戒毒人员甲：我本来读大学的，本科，但是大二那年去酒吧打碟，不知不觉跟着身边的人就沾上这东西了，再后来就退学了。

教练F：我猜你家境应该不错，父母应该很疼你吧？

戒毒人员甲：还好，老爸是做生意的，他们都很疼我，知道这事后也没有骂我，一直劝我戒掉，但是每次戒掉又想去碰这东西，心里痒得难受，觉得挺对不起他们的。

教练F：你既然想戒掉，训练有没有偷懒啊？

戒毒人员甲：当然没有，我每次都很认真完成，我以前也是学武术的，其实这个训练我还能扛得住，如果真不想戒掉，也不会这样问你了。教练，就是不知道训练对我们是不是真的有用。

对话二：

教练F：怎么样？还好吧，训练不累吧？

戒毒人员乙：有一点点儿累，但是能扛得住。

教练：安排的训练内容强度不算大，怎么这就累了呢？

戒毒人员乙：不知道，可能昨晚做太多俯卧撑和仰卧起坐了吧。

教练：晚上？

戒毒人员乙：对呀，我们晚上会有轮流值班，值班觉得无聊就会做俯卧撑之类的，还有你们教的一些训练动作。昨晚我两次做了一百多个俯卧撑，你看我的手臂是不是特别壮？！但不知为什么这腹肌那么难练出来。

教练：不急，慢慢来。

戒毒人员乙：其实我还是挺喜欢这个训练的，有东西可以学，又可以锻炼身体，好过在大队里没事干。

（二）专班民警

1. 管理难度降低

6月份的一天，运动戒毒工作座谈交流。

民警A：现在这批学员比以前容易管理多了，没开始那么劳神费劲了。

项目负责专家：真的吗？我们的工作真的这么有效？！

民警B：嗯，是的，由于药物作用及社会成见，多数戒毒人员性格易冲动、孤僻，容易走极端，害怕团体活动，很容易因为一点点小事情或几句话不顺心就闹矛盾，甚至大打出手。这几个月的训练后，他们之间交流、互帮互助的现象多了，性格也乐观开朗了，没有那么多牢骚、怨言了，确实比原来容易管理了。

2. 免疫力提高，发病率降低

医务室民警A：刚进所的时候，学员身体抵抗力差，他们经常会因天气突变等因素感冒发烧，一个有病，紧跟着就是一大批，搞得医务室工作压力很大。现在这批人每个月看门诊的次数少很多，医药费也减少了。

专班民警A：什么头痛脑热、感冒之类的小问题，现在很少有人说，尤其是头痛，现在几乎没有人反映了。

3. 身体强壮，精神好

运动戒毒项目中期检查会议评审期间，广东省×××强制隔离戒毒所所长如是说："听到很多人说参加'慧动'运动戒毒的戒毒人员各方面都比其他大队好，耳听为虚，眼见为实，我想自己探个究竟，因此就安排了一次'微服私访'。事先没有和大队任何人打招呼，直接去到大队，拿着名单随意抽点，进行实话实说问答。结果，这次'微服私访'我看到的、听到的与大家说的一致，与刚进所的时候相比，这批人肌肉发达，身体强壮很多，精神面貌确实不一样。"

广东省运动戒毒工作现场视察时，到场的省局领导和各强制隔离戒毒所负责人边看边不由自主地说：

"如果不是在戒毒所，根本就看不出他们是吸毒人员。

"现在他们的身体比我们的民警都好，我们的民警要加强锻炼啦。

"看他们生龙活虎的样子，哪里像吸毒人员。"

第二节 "慧动"运动戒毒的问题与建议

从戒毒人员身体、心理、精神、睡眠、毒品渴求度等方面的改善和提高来看，"慧动"运动戒毒是科学的、合理的、有效的。但在实施过程中，也发现一些需要改进、不断完善之处。

一、管理模式

为保证运动戒毒工作的顺利进行，广东省试点采取的是全脱产模式，即运动戒毒试点组的戒毒人员，从进所到出所始终不参加生产劳动，全天候配合运动戒毒方案的实施。

全脱产的管理模式有利有弊，优点是确保试点工作方案的顺利实施，以及结果的客观、可靠及可信；缺点是全脱产状态与社会真实情况相差甚远，既不利于强制隔离戒毒所内管理，也不利于运动戒毒的推广，更不利于戒毒人员出所后更快地融入社会。缺点主要体现在以下几个方面。

第一，虽说戒毒人员是病人，属于弱势群体，但如果有能力劳动而不参加劳动创造财富，由国家和政府出资金"养起来"享受专业指导的运动训练福利，既不合情也不合理。

第二，即使是专业运动员，也不能全天进行 8 个小时的运动。俗话说"无事生非"，在运动戒毒方案不实施的时间里，戒毒人员没有具体的习艺活动或任务分散注意力，会增加民警的管理难度。

第三，戒毒人员若要保证训练时间、强度、频率，需要加强营养。戒毒人员不劳作、不习艺，额外营养经费的投入会给政府增加经济负担。

综合多个方面的因素，建议强制隔离戒毒所实施半脱产管理模式，即半天劳动，半天运动训练和学习。原因有以下三个方面：

第一，每天用半天的时间劳动可以自给自足，不仅能改善戒毒人员的生活水平，减少国家政府资金投入，也能减轻民警管理压力。

第二，每天用半天时间实施"慧动"运动戒毒方案，合理安排运动强度、运动量及科普讲座，足以提高戒毒人员的身心水平、改善睡眠、降低毒品渴求度。

第三，运动戒毒的最终目的是让戒毒人员回归社会、融入社会，半脱产模式比较符合出所后的真实情况，在所内养成的习惯，出所后容易保持，即他们出所后一方面用自己的劳动创造财富，提高自身生活质量和水平；另一方面利用业余时间坚持健康的生活方式和行为，降低复吸可能。

二、评价体系

为了比较全面地探讨运动戒毒的效果，"慧动"运动戒毒评价指标体系包括医学指标、国民体质监测指标、戒毒人员专用测试指标、身体运动功能训练必要指标、心理学常用测试量表、匹尔兹睡眠质量问卷及毒品渴求度评估量表。评价这套指标体系的优点是可以全方位地对运动戒毒的效果进行评价，但缺点也很明显，如需要人力多、实施时间较长等。尤其是传统的心理测试量表、睡眠量表等测试条目较多，导致对照组的有效问卷数量太少，无法完成第三次数据统计。总而言之，戒毒人员的运动评价体系需要在科学性的基础上进一步提炼和完善。

三、结果评价

（一）训练效果受多种因素影响，需客观对待

戒毒人员的心理、情绪、睡眠等受多种因素影响，而运动可以改善戒毒人员的情绪、提高睡眠质量，但其他因素的干扰也会抵消运动训练的效果。运动戒毒方案的实施过程中尽量排除其他因素的干扰，但由于强制隔离戒毒所的特殊性，有些不可控因素会影响预期结果。

第一，住宿条件。南方夏天炎热，可以提前或推迟训练开始时间，但宿舍没有空调的问题暂时无法解决。8月进行的第三次测试结果表明：220名戒毒人员的测试数据与预期有差距，经仔细调查、分析一致认为：在没有安装空调的多人宿舍（10~12人/宿舍），炎热不仅影响了戒毒人员睡眠质量的改善，而且也影响体能训练效果，是睡眠等一些测试指标没有达到预期改善程度的主要原因。

第二，运动服装。强制隔离戒毒所用专款购置了冬、夏各两套运动服装、

两双运动鞋,但尚不能满足运动训练的需要。运动鞋破损程度较大,一定程度上影响训练方案的实施。

视戒毒人员为病患者、受害者,是强制隔离戒毒制度的重要理念,近几年,在"以人为本"思想的指导下,全国司法系统强制隔离戒毒所的运动场地、康复中心等硬件逐步改善,但还不理想。因此,一方面,对运动戒毒效果的评价应综合考虑多方面因素;另一方面,运动戒毒的推广和普及,还需要适当改善戒毒人员的基本生活条件,以保证训练强度、时间和训练效果。

(二)运动戒毒的操守率尚需时间检验

运动戒毒的最终目标是降低复吸率。目前,"慧动"运动戒毒的指标体系只是对参加运动戒毒的学员在强制隔离戒毒所内的阶段性评价,出所后他们是否能成功戒断毒瘾,尚需司法部、戒毒管理局、戒毒所等行政机构及专家团队、社区等多方面协同进行多年追踪研究,用时间和实践检验"慧动"运动戒毒的成效。

附　录

附录1　知情同意书
——"慧动"运动戒毒

学员，您好！我们真诚地邀请您参加"慧动"运动戒毒项目，在您签署《知情同意书》之前，请认真阅读以下内容以便更好地了解本研究的相关内容。

研究目的：提高戒毒人员身体、心理健康水平，改善生活、劳作所需基础体能，养成良好的行为习惯等，为出所后的幸福生活和稳定工作做准备。欲从"慧动"运动戒毒人员中选拔一批优秀人员参加社会体育指导员（健身教练）国家职业认证培训，成为"特色的健身教练"，为您回归社会后寻找稳定、理想工作提供更多的机会，希望通过您自我价值的实现，戒掉毒瘾。

研究费用：该项目由国家政府资助，完全免费。另外，项目实施过程中实行积分奖励制度，您还有很多机会获得物质和精神奖励。

安全性：第一，通过医学筛查，您参加运动训练需要经过医生允许，没有风险；第二，运动方案的设计和实施均在体育专业团队指导下进行，运动频率、强度、时间安排合理；第三，训练过程中使用的辅助仪器、设备均是正规厂家生产的正品，质量检测合格，安全可靠。

保密性：研究过程中，您的所有信息都严格保密，只有指定人员才能查看您的相关记录。该研究的结果可能会在学术杂志公开发表，或写成书公开出版，但不会泄露任何可识别您个人的信息。

责任和义务：第一，参与该项目完全自愿，但签署本《知情同意书》后再退出，需由广东省×××戒毒所相关部门批准；第二，为保证运动的安全性和有效性，运动训练过程中，您必须积极配合，按要求完成任务，比如动作展示、写心得体会、如实汇报心率及血压等相关数据；第三，出所后，配合相关人员进行体能、心理等方面的测试及生活、就业等状况的跟踪调查。

如您还有什么疑问或想了解更多信息，可直接咨询广东省×××戒毒所相关工作人员或项目负责人。本《知情同意书》一式三份，一份您自己留存，一份由广东省×××戒毒所保存，一份由项目组保存。

民警：

学员签名：　　　　　　　　　见证人签名：

年　月　日

附录2 "慧动"运动戒毒项目戒毒人员测试登记表

测试日期： 年 月 日

姓名		性别		年龄 / 周岁		优势手	
编号		身高 / 厘米		体重 / 千克		优势脚	
心肺机能	安静心率 /（次·分⁻¹）			6分钟步行 / 米			
	肺活量 / 毫升			台阶指数			
体成分	体脂比 /%			骨质量 / 千克			
	肌肉量 / 千克						
身体素质	坐位体前屈 / 厘米			闭眼单脚站立 / 秒			
	背肌力 / 千克			握力 / 千克			
	30秒斜身引体 / 个			纵跳 / 厘米			
	平板支撑 / 秒			30秒斜卧撑 / 个			
	跪姿推药球 / 米			T形跑 / 秒			
	选择反应时 / 毫秒						

YBT 记录表

测试日期： 年 月 日

上肢臂长 / 厘米：

动作方向	右侧				左侧			
	1	2	3	最大值	1	2	3	最大值
外侧 / 厘米								
下侧 / 厘米								
上外侧 / 厘米								

下肢腿长 / 厘米：

动作方向	右侧				左侧			
	1	2	3	最大值	1	2	3	最大值
前方 / 厘米								
后内侧 / 厘米								
后外侧 / 厘米								

FMS 记录表

测试日期：　　　年　　月　　日

序号	动作名称	评分			存在问题
		左	右	得分	
1	举棒深蹲				
2	肩扛棒跨栏				
3	直线弓步				
4	肩部灵活性				
	确认动作				
5	直腿上抬				
6	稳定性俯卧撑				
	确认动作				
7	旋转稳定性				
	确认动作				
	总分				

参考文献

［1］包涵，颜增.涉毒特殊人群收治管理的现状及对策研究［J］.中国人民公安大学学报（社会科学版），2012，289（6）：150–156.

［2］包涵.福利多元主义视野下中国戒毒制度的改良与完善［J］.中国药物依赖性杂志，2017，26（4）：282–284，292.

［3］边宇，黄善彬，李润森，等.基于风险源辨识的我国戒毒人员体质测评标准构建［J］.北京体育大学学报，2018，41（10）：72–81.

［4］曹小明，蒋和平.戒毒难之探索：吸毒复吸机理之新探［J］.四川警官高等专科学校学报，2005（1）：8–10，17.

［5］曹雪.康复操运动处方对强制隔离戒毒人员身体素质和睡眠质量影响的实验研究［D］.上海：上海师范大学，2017.

［6］曾艳芬.跨理论取向团体治疗对物质滥用者的干预效果研究［D］.广州：广州中医药大学，2016.

［7］陈思同，刘阳，唐炎，等.对我国体育素养概念的理解：基于对Physical Literacy的解读［J］.体育科学，2017，37（6）：41–51.

［8］陈新锦.早期美国毒品控制模式研究［D］.福州：福建师范大学，2011.

［9］褚宸舸.惩罚吸毒的根据：《禁毒法》（草案）引发的思考［J］.西南政法大学学报，2007（3）：100–109.

［10］余青云，余功才，达世君.人际互动取向团体心理辅导在回归适应期戒毒人员中的效果研究［J］.河南司法警官职业学院学报，2018，16（1）：110–114.

［11］封旭华.女排运动员功能性动作筛查（FMS）及康复体能训练对防治运动损伤和改善运动表现的实验研究［D］.上海：上海体育学院，2015.

［12］冯俊鹏，严翊，路瑛丽，等.运动戒毒研究进展［J］.中国体育科

技，2019（12）：1-9.

［13］冯丽平．对吸毒人员后续教育模式和生活方式的思考［J］．云南警官学院学报，2006（1）：25-28.

［14］高英东．美国毒品问题初探［J］．美国研究，1998（4）：78-97.

［15］耿柳娜，韩丹．吸毒人员毒品拒绝自我效能感问卷的初步编制［J］．中国特殊教育，2008（11）：76-80.

［16］耿柳娜，王雪，相鹏，等．慢性压力的生理指标：头发皮质醇［J］．心理科学进展，2015，23（10）：1799-1807.

［17］国家体育总局职业技能鉴定中心．健身教练［M］．北京：高等教育出版社，2009.

［18］韩丹，耿柳娜．生活方式：吸毒成瘾的社会学解释视阈［J］．社会科学论坛（学术研究卷），2009（2）：77-81.

［19］韩丹．吸毒的社会成因分析：南京吸毒人群个案研究［D］．江苏：南京大学，2006.

［20］韩丹．社区戒毒模式研究：基于多元整合视角的实证分析［J］．西南政法大学学报，2011，13（4）：110-118.

［21］韩雨梅，罗昕，孟林盛，等．运动干预在强制隔离戒毒领域的应用现状［J］．体育研究与教育，2019，34（3）：11-15，97.

［22］贺海仁，李毅，汪海鹏．吸毒的社会医学透视［J］．中国社会医学，1991（5）：47-48.

［23］胡尔贵，郭悦悦．美国毒品治理的路径与启示［J］．中国刑警学院学报，2018（5）：51-57.

［24］黄善彬，边宇，朱梦兰，等．广东省强制隔离戒毒人员体质效益调查与运动干预模型构建［J］．中国体育科技，2019，55（5）：44-55.

［25］贾东明，郭崧．戒毒人员身体康复训练基础理论与实务［M］．上海：上海交通大学出版社，2018.

［26］康健．功能性动作能力筛查在高中体育教学中的启示研究［D］．长春：吉林大学，2016.

［27］柯钰婷，周文华．运动干预药物依赖的神经生物学机制研究进展［J］．中国药理学与毒理学杂志，2015，29（4）：599-606.

［28］李冠军，李娜，郑雯慧．关于建立强制隔离戒毒人员心理诊断评估

体系的思考［J］.中国药物依赖性杂志，2009，18（4）：339-340.

［29］李虎林.功能动作筛查在大学田径运动员中的运用［D］.北京：北京体育大学，2015.

［30］李满，夏琳，朱杰，等.基于大数据的强制隔离戒毒解除人员行为分析［J］.中国司法，2016（3）：89-92.

［31］李同明，王新，方凡夫，顾伟，李柏.核心区肌群功能性训练预防新兵下背痛和提高核心肌功能效果观察［J］.第二军医大学学报，2018，39（5）：538-542.

［32］李钰.标签理论视野下的强制隔离戒毒人员回归社会问题研究［J］.中国司法，2017（5）：74-76.

［33］梁雪萍，陈晨，王蕊，等.集体运动疗法对女性新型毒品戒毒者生命质量和情绪的影响研究［J］.中国全科医学，2019，22（2）：136-141.

［34］廖飞.团体心理辅导对男性戒毒者的应用研究［D］.长沙：湖南师范大学，2010.

［35］林东茂.刑法综览：修订五版［M］.北京：中国人民大学出版社，2009.

［36］林小保.八段锦：强制隔离戒毒人员康复训练新途径［J］.中国药物滥用防治杂志，2015，21（4）：231-232.

［37］刘展.人体动作模式和运动链的理念在运动损伤防护和康复中的应用［J］.成都体育学院学报，2016，42（6）：1-11.

［38］龙桂芳，符军，申佳珉，等.闭式灵敏训练对女性戒毒人员体能康复效果的研究［J］.中国药物滥用防治杂志，2016，22（1）：10-12.

［39］卢洋.青少年功能动作测试及矫正训练研究［D］.上海：上海体育学院，2014.

［40］美国运动医学学会.ACSM运动测试与运动处方指南［M］.10版.王正珍，译.北京：北京体育大学出版社，2018.

［41］孟涛，温钰祥，刘文涛，等.功能动作训练对新兵军事训练伤的预防效果研究［J］.第三军医大学学报，2016，38（15）：1804-1808.

［42］莫洪宪，任娇娇.体育运动干预毒品滥用问题研究［J］.武汉体育学院学报，2016，50（9）：40-44，68.

［43］钱玉想.医体结合视阈下戒毒人员身体康复训练运动处方的制订：

以安徽"三四五一"戒毒模式为例［J］.运动，2017（23）：148-150.

［44］容浩，刘佳宁，刘旭东，等.有氧运动改善甲基苯丙胺成瘾者执行控制能力的脑机制研究［J］.体育学刊，2019，26（3）：138-144.

［45］师维.新型毒品犯罪的现状审视及防控完善［J］.中国人民公安大学学报（社会科学版），2012，28（1）：52-56.

［46］宋晓明.吸食新型毒品的特点及其防控对策［J］.西南政法大学学报，2006（6）：92-99.

［47］苏亚玲，陈汉华，洪汉林，等.海洛因依赖的适应性平衡假说［J］.中国药物滥用防治杂志，2004（4）：212-214.

［48］汪志远.强制隔离戒毒出所回访工作短板分析及对策建议［N］.中国禁毒报，2019-06-25（003）.

［49］王东石，朱婷.有氧运动对甲基苯丙胺类依赖者体适能、渴求度及情绪状态的作用［J］.体育科学，2017，37（7）：50-59.

［50］王飞.太极拳运动对强制隔离戒毒人员康复效果研究［D］.上海：上海体育学院，2015.

［51］王杰，洪佩.情感能量与毒品认知：戒毒康复长效机制研究：基于上海同伴教育的经验［J］.华东理工大学学报（社会科学版），2018，33（1）：51-58.

［52］王春敬.用完善的评价体系推动强制戒毒教育质量新提升［J］.中国司法，2014（3）：79-81.

［53］王锐园.新加坡禁毒工作的有益经验［J］.公安教育，2015（11）：75-78.

［54］王艺婷.新兴娱乐体育项目泡泡足球的发展研究［C］//中国体育科学学会体育社会科学分会.2016年全国体育社会科学年会论文集.2016：259-262.

［55］王增珍.成瘾行为心理治疗操作指南与案例［M］.北京：人民卫生出版社，2012.

［56］隗义军.八段锦运动对强制隔离戒毒人员健康促进的实验研究［D］.广州：广州大学，2018.

［57］杨波.人格与成瘾［M］.北京：新华出版社，2005.

［58］杨瑾.毒品成瘾者心理健康评测体系研究［D］.南京：东南大学，

2016.

[59] 杨玲，马丽，赵鑫，等.毒品成瘾者情绪加工及应对方式的特点：基于负性情绪的视角［J］.心理科学，2015，38（2）：482–489.

[60] 杨玲，李鹏程.吸毒者回归社会的过程：归属与认同的剥夺［J］.心理学探新，2007（2）：91–95.

[61] 尹军，袁守龙.身体运动功能训练［M］.北京：高等教育出版社，2017.

[62] 余青云，余功才，达世君.人际互动取向团体心理辅导在回归适应期戒毒人员中的效果研究［J］.河南司法警官职业学院学报，2018（1）：110–114.

[63] 俞晓歆，耿文秀，姜永，等.积极心理学在戒毒人员团体辅导中的应用［J］.心理科学，2012（2）：240–243.

[64] 袁荣亲，黄华锋，梁律懿，等.渐进性运动训练对戒毒人员的体能康复效果研究［J］.中国药物滥用防治杂志，2018，24（4）：200–204.

[65] 张本.四川地区立体定向手术治疗阿片类药物依赖的随访综合评价研究［D］.成都：四川大学，2004.

[66] 张晴.中国戒毒体制的演变历程和模式比较［J］.云南警官学院学报，2012（2）：5–9.

[67] 赵金仙，蔡英，陈黎跃，等.社区新型毒品滥用人群对毒品成瘾性的自我解读与建构［J］.现代预防医学，2016，43（6）：1041–1043.

[68] 赵琦，杨淇齐，邓玉琴，等.身体活动对改善药物成瘾戒断者脑功能损伤的研究：来自抑制加工及脑功能静息态的证据［J］.武汉体育学院学报，2017，51（5）：88–94.

[69] 赵振虎，范文勇，李汉兴.有氧运动对戒毒康复人员康复效果的影响［J］.中国药物滥用防治杂志，2017（2）：89–90.

[70] 周喆啸，孟欢欢，赵焕彬，等.功能性训练促进5～6岁幼儿粗大动作发展的实证研究［J］.成都体育学院学报，2016，42（5）：16–22.

[71] 朱经镇，邹智，王秋纯，等.基于现实环境的功能性训练对慢性期脑卒中患者的步行和平衡功能的影响［J］.中国康复医学杂志，2014，29（5）：427–432.

[72] 朱晓东，李倩影.对强制隔离戒毒人员实施运动干预的具体方案及

结果分析［J］.体育科技，2015，36（3）：76-78.

［73］朱晓东.运动干预对强制隔离戒毒人员心理健康促进的研究［D］.南宁：广西民族大学，2010.

［74］庄艳佳，沈勇强.意义治疗的团体辅导对于戒毒者复吸倾向的影响［J］.心理科学，2015，38（2）：468-473.

［75］约翰·瑞迪，埃里克·哈格曼.运动改变大脑［M］.浦溶，译.杭州：浙江人民出版社，2013.

［76］迈克·鲍伊尔.体育运动中的功能训练［M］.2版.张丹玥，王雄，译.北京：人民邮电出版社，2017.

［77］罗伯特·施莱普，约翰娜·拜尔.筋膜健身［M］.张影，译.北京：北京科学技术出版社，2017.

［78］MYER T W.解剖列车：针对徒手及动作治疗师的肌筋膜筋线［M］.3版.关玲，周维金，翁长水，译.北京：北京科学技术出版社，2016.

［79］冯岩，张育民.山西省户外拓展训练发展模式及可持续研究［J］.安徽体育科技，2018，39（3）：30-34.

［80］韩广玖.图解少林咏春拳寻桥［M］.广东科技出版社，2014.

［81］黄银伟，罗国旺，郭超囡.广东洪拳的早期形成与传播发展［J］.河北体育学院学报，2016，30（01）：93-96.

［82］李朝旭.广东咏春拳的起源及其形成再思考［J］.文化遗产，2017（02）：145-149.

［83］李传武.试论我国龙狮运动的文化渊源与价值［J］.沈阳体育学院学报，2006，（06）：126-128.

［84］牛鹏程，卜丹冉，魏轶力.拓展训练在竞技运动领域中应用的研究综述［J］.湖北体育科技，2017，36（8）：711-714.

［85］彭海滨，张丽玉.大学生心理素质拓展训练——积极心理学视域下的一种心理健康教育模式［J］.湖北第二师范学院学报，2017，34（11）：78-82.

［86］钱玉想.强制隔离戒毒人员身体康复训练研究［M］.北京：北京体育大学出版社，2018.

［87］任怡臻，周石雄，周海波，等.拓展训练在男性合成毒品成瘾者中的治疗与应用［J］.中国药物滥用防治杂志，2018，24（6）：315-318.

［88］孙璞，苏荣海．拓展训练对大学生人际关系影响的研究［J］．北京师范大学学报：自然科学版，2009，2：218-220.

［89］张健，舒颜开．龙狮运动的嬗变及其现代化发展研究［J］．山西师大体育学院学报，2009，24（01）：57-59.

［90］张祥斌．团队拓展训练游戏［M］．北京：清华大学出版社，2017.

［91］张友生．毒殇百度［M］．广州：广东科技出版社，2019.

［92］邹沛宏．对广东洪拳的研究［J］．广州体育学院学报，1985，（01）：77-81.

［93］BERTRAM E.Drug war politics：The price of denial［M］.Berkeley：University of California Press，1996.

［94］BROWN R A，ABRANTES A M，READ J P，et al..A pilot study of aerobic exercise as an adjunctive treatment for drug dependence［J］.Mental Health and Physical Activity，2010，3（1）：27-34.

［95］BURTON L，KIESEL K，ROSE G，et al..Movement：functional movement systems：screening，assessment，corrective strategies［M］.Chicheste：Lotus Publishing，2010.

［96］KREMER D，MARJORIE J，MALKIN，et al..Physical activity programs offered in substance abuse treatment facilities［J］.Journal of Substance Abuse Treatment，1995，12（5）：327-333.

［97］DOLEZAL B A，CHUDZYNSKI J，DICKERSON D，et al..Exercise training improves heart rate variability after methamphetamine dependency［J］.Medicine and Science in Sports and Exercise，2013，46（6）：1057-1066.

［98］DOLEZAL B A，CHUDZYNSKI J，STORER T W，et al..Eight weeks of exercise training improves fitness measures in methamphetamine-dependent individuals in residential treatment.［J］.Journal of Addiction Medicine，2013，7（2）：122-128.

［99］WANG D，ZHU T，ZHOU C，et al..Aerobic exercise training ameliorates craving and inhibitory control in methamphetamine dependencies：A randomized controlled trial and event-related potential study［J］.Psychology of Sport and Exercise，2017，30：82-90.

［100］RICKSON K I，HILLMAN C，STILLMAN C M，et al..Physical

activity, cognition, and brain outcomes, a review of the 2019 physical activity guidelines [J] .Medicine and Science in Sports and Exercise, 2019, 51 (6): 1242-1251.

[101] FISCHER J, BUTT C, DAWES N H, et al..Fitness levels and physical activity among class a drug users entering prison [J] .British Journal of Sports Medicine, 2012, 46 (16): 1142-1144.

[102] FRIDINGER F, DEHART B.A model for the inclusion of a physical fitness and health promotion component in a chemical abuse treatment program [J] . Journal of Drug Education, 1993, 23 (3): 215-222.

[103] HAHN T, NOTENAERT K H, DRESLER T.Linking online gaming and addictive behavior: converging evidence for a general reward deficiency in frequent online gamers [J] .Frontiers in Behavioral Neuroscience, 2014, 51 (10): 382-385.

[104] LINKE S E, USSHER M .Exercise-based treatments for substance use disorders: evidence, theory, and practicality [J] .The American journal of Drug and Alcohol Abuse, 2015, 41 (1): 7-15.

[105] LYNCH W J, PETERSON A B, SANCHEZ V, et al..Exercise as a novel treatment for drug addiction: A neurobiological and stagedependent hypothesis [J] .Neuroscience & Biobehavioral Reviews, 2013, 37 (8): 16-22.

[106] LYNCH W J, PIEHL K B, ACOSTA G, et al..Aerobic exercise attenuates reinstatement of cocaine-seeking behavior and associated neuroadaptations in the prefrontal cortex [J] .Biological Psychiatry, 2010, 68 (8): 774-777.

[107] MACKENZIE D L.Reducing the criminal activities of known offenders and delinquents: crime prevention in the courts and corrections [M] .London: Routledge, 2002.

[108] MAMEN A, MARTINSEN E W.The aerobic fitness of substance abusers voluntary participating in a rehabilitation project [J] .The Journal of Sports Medicine and Physical Fitness, 2009, 49 (2): 187-193.

[109] CREED, MEAGHAN C.Toward a targeted treatment for addiction [J] . Science, 2017, 357 (6350): 464-465.

[110] MORAIS A P D, PITA I R, FONTES-RIBEIRO C A, et al..The

neurobiological mechanisms of physical exercise in methamphetamine addiction［J］. CNS Neuroscience & Therapeutics, 2017, 24（2）: 85-97.

［111］QUESNELE D C J.The assessment and treatment of muscular imbalance: The Janda Approach［J］.Journal of Bodywork & Movement Therapies, 2009, 14（3）.

［112］SMITH M A, PENNOCK M M, WALKER K L, et al..Access to a running wheel decreases cocaine-primed and cue-induced reinstatement in male and female rats［J］.Drug and Alcohol Dependence, 2012, 121（12）: 54-61.

［113］TERRY-MCELRATH Y M, O'MALLEY P M.Substance use and exercise participation among young adults: parallel trajectories in national cohort-sequential study［J］.Addiction, 2011（106）: 1855-1867.

［114］VINCENT T.Molecular mechanisms of disease: osteoarthritis［J］. Rheumatology, 2012（5）: 168.

［115］TYNDALL A V, CLARK C M, ANDERSON T J, et al..Protective effects of exercise on cognition and brain health in older adults［J］.Exercise & Sport Sciences Reviews, 2018, 46（4）: 215-223.

［116］WALKER S.Sense and Nonsense about Crime and Drugs: A Policy Guide［M］.6th ed..Cambridge: Wads worth Publishing Company, 2006.

［117］ZHOU Y H, ZHAO M, ZHOU C L, et al..Sex differences in drug addiction and response to exercise intervention: From human to animal studies［J］. Frontiers in Neuroendocrinology, 2016, 40（4）: 24-41.

［118］Cook E G, Burton L, & Hogenboom B. The use of fundamental movements as an assessment of function – Part 1. North American Journal of Sports Physical Therapy, 2006, 1（2）: 62-72.

［119］Cook E G, Burton L, & Hogenboom B. The use of fundamental movements as an assessment of function – Part 2. North American Journal of Sports Physical Therapy, 2006, 1（3）: 132-139.